添付文書が ちゃんと 読める 薬物動態学

著 山村重雄　竹平理恵子　城西国際大学薬学部臨床統計学

じほう

まえがき

　拙著『添付文書がちゃんと読める統計学』は幸いなことに薬剤師，薬学生に比較的好意的に受け入れられたようです。本書はその続編として脱稿したものです。今回も前著と同様，添付文書の表現を使って薬物動態の情報を読み解くための考え方を解説しました。薬物動態学の知識は薬剤師にとって強力な武器になりますが，けっこう苦手意識をもっている薬剤師，薬学生が多いように思います。

　本書は，薬物動態学の理論を解説しようと意図したものではなく，薬物動態学に関する情報が添付文書にどのように記載されており，その情報がどのように使えるのかに絞って，できるだけ平易な表現をすることを目的として書き進めています。内容を欲張らず，分布容積，クリアランス，消失速度定数およびその関連事項について，添付文書の表現を参考にしながら解説し，薬の使い方，副作用，相互作用の理解に薬物動態学の知識がどのように使えるかを解説しました。また，読みやすさに重点を置いたために，数式はほとんど使っていません。そのため，学問的に言葉足らずのところや解説が十分でないところもあるかと思います。その点，薬物動態学を専門にしている先生方から，薬物動態学はそんな単純なものではないとのお叱りを受けるかもしれません。しかし，薬物動態学の基本的な考え方を，平易な言葉で目の前の患者さんにどのように伝えるかを知ることは，薬剤師や薬学生にとって必要なスキルだと考えています。

本書の読者としては，実務に携わっている比較的若い薬剤師・薬学生，さらには学生時代に薬物動態学を学んだことがないベテラン薬剤師を想定しています。薬物動態学を患者ケアに応用したいと考えている薬剤師や薬学生に手にとっていただきたいと考えています。

　各章の途中や章末には，関連する薬剤師国家試験の問題を挙げました。内容が理解できたかを確認するのに利用していただきたいと思います。前にも書きましたように，本書では数式をほとんど使っておりませんので，計算問題はほとんどありません。

　なお，本書を書くにあたって，じほう出版局にはたいへんお世話になりました。薬物動態学を患者ケアに使えるかたちで読者に提供したいという担当者の編集者魂が本書の根底にあります。担当者の努力に心から敬意を表します。

2016年3月
著者代表　山村 重雄

本書では，製薬企業各社のご協力により，実際の添付文書を使って説明しています。掲載した添付文書は，本書の発刊時点で最新のものを使用していますが，その後改訂される可能性もありますので，実際に医薬品を使用される際には，最新の添付文書をご確認ください。

目次・contents

序章 薬物動態は学ぶものじゃなく使うものなんです

序-1 薬物動態は薬剤師の大きな武器なんです ……… 2
- 薬物動態学の吸収，分布，代謝，排泄とは

序-2 添付文書の「薬物動態」とは何を表しているのでしょう？ ……… 8
- 薬物動態を表す「パラメータ」とは

1章 これだけは欠かせない薬物動態の3つのパラメータ

1-1 それって何がどこに分布している容積のことでしたっけ？ ……… 14
- 分布容積（Vd）

1-2 分布容積の値は誰でもいっしょではありません ……… 27
- 分布容積の個体差や体の状態による変化

1-3 血液中からなくなる速さがわかると何がわかるのでしょう？ ……… 39
- 消失速度定数（ke）と生物学的半減期（消失半減期）（$t_{1/2}$）

目次・contents

❶-4 生物学的半減期って何の役に立つんでしょう？ …… 51
- 生物学的半減期（$t_{1/2}$）からわかること

❶-5 飲んだ薬のうち，どれくらいの量が血液中に入っていくのでしょう？ …… 69
- バイオアベイラビリティーと血中濃度曲線下面積（AUC）

❶-6 血液中に入った薬がどうやって代謝・排泄されるかを知る方法はありませんか？ …… 90
- クリアランス（CL）って何？

❶-7 薬が出ていく臓器ごとにクリアランスを考えてみよう …… 104
- 腎クリアランスと肝クリアランス

2章 添付文書に書かれたことを患者さんに応用してみよう

❷-1 添付文書を目の前の患者さんにどうあてはめたらいいんでしょう？ …… 128
- 投与量の変化と薬物動態の変化の関係

❷-2 薬の併用の注意点を添付文書から読みとれますか？ …… 133
- 薬剤の併用による薬物動態の変化

❷-3 薬物動態パラメータから
副作用が予測できるんですか？ ……………………… 139
● 薬物動態と医薬品の副作用との関係を考える

❷-4 薬物動態パラメータから用法用量が
うまく予測できないこともあります …………………… 145
● 薬効薬理の情報を活用する方法

❷-5 剤形が異なると薬物動態は
どのように変わるのでしょうか？ …………………… 153
● 製剤と薬物動態の関係

● 国試でフォローアップ 〈1〉 …………………………………… 31
〈2〉 …………………………………… 64
〈3〉 …………………………………… 84
〈4〉 …………………………………… 123
〈5〉 …………………………………… 159

● Column
どうして生物学的半減期は「0.693÷消失速度定数」なのか？ ………… 49
あの複雑な式の計算の仕方について ………………………………… 158

索　引 …………………………………………………………………… 166

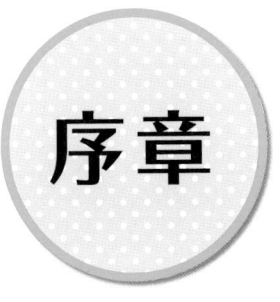

序章

薬物動態は
学ぶものじゃなく
使うものなんです

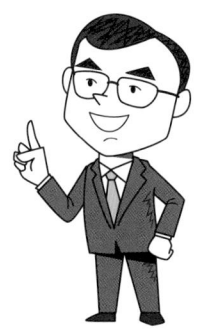

序章 1 薬物動態は薬剤師の大きな武器なんです

薬物動態学の吸収，分布，代謝，排泄とは

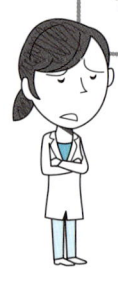

先生，添付文書の「薬物動態」の部分が理解できれば，患者さんに薬の効き方や注意点を説明するときに一歩踏み込んだ話ができるのは知っているのですが，薬物動態はどうも苦手です。

たしかに添付文書に出てくる統計と薬物動態のコトバがちゃんとわかっていれば，薬の特徴を正確につかむことができますね。服薬指導も一味変わりますよ。

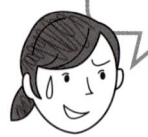

そうですよね。でも学生時代にがんばって勉強したものの，何を計算していたのかすらよく思い出せないありさまで……。

それは困りましたね。では，なるべく数式を使わずに，基本的な考え方をシンプルに説明してみましょうか。普段の仕事にどのように活用できるかを意識しながらついてきてください。

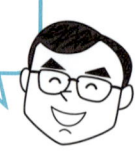

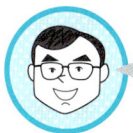 薬物動態学とは血液中の薬の濃度の変化を見る学問です

　薬物動態の話を進める前に，薬物動態学とはどんな学問なのかを少し復習してみます。

　日本薬学会の薬学用語解説では，「投与された薬物がどのように吸収され，組織に分布し，小腸や肝臓中の酵素により代謝され，排泄されるのかを解析する．この吸収(absorption)，分布(distribution)，代謝(metabolism)，排泄(excretion)を総称して，ADME とよび，これらの濃度と速度過程を記述する領域を薬物動態(PK：pharmacokinetics)とよぶ」と書かれています。「濃度と速度過程を記述する」と書かれていますが，よく用いられる「濃度」は薬物血中濃度であり，添付文書に出てくる薬物動態に関連する項目のほとんどは薬物血中濃度の変化に着目しています。

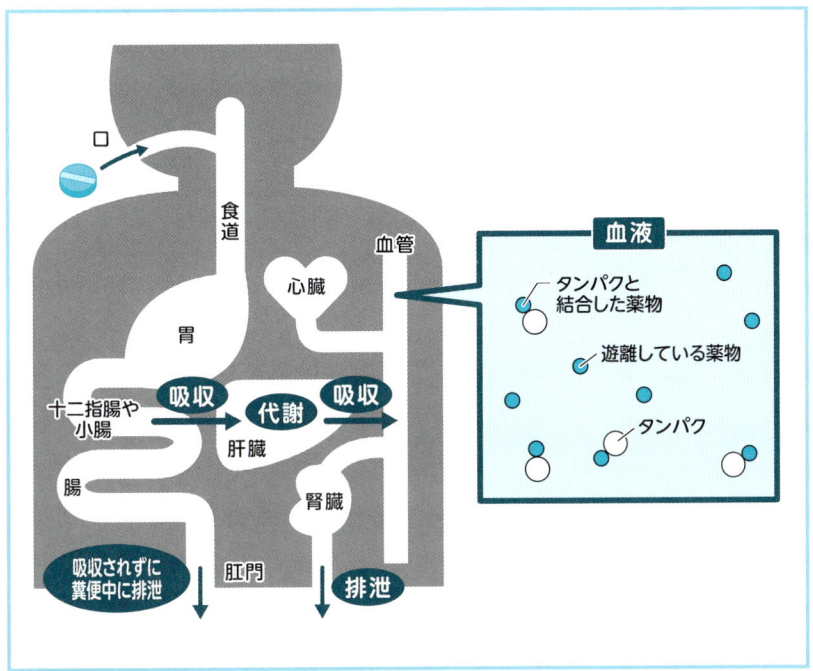

図1　薬物動態のイメージ

ここで，理解しておいていただきたいのは，薬物動態は体の中の薬の動きを薬物血中濃度の変化から見ているという点です。もちろん，体の中の薬物は血液中にだけ存在しているわけではありませんので，その点にも注意を払う必要があります。

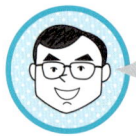
まず，「吸収」とはどういうことかを考えてみましょう

　それでは，薬が経口投与された場合を考えていきます。経口投与された薬物は消化管を通って小腸に達します。多くの薬物は小腸で体内に「吸収」（absorption）されます。小腸で体内に吸収された薬物はそのまま血液中に移行するわけではないので，この時点では薬物は血液中には存在しません。血中濃度から見ると薬物はまだ**血液の中に入っていない**ことになります。
　小腸で体内に吸収された薬物は門脈を通って肝臓を通り（初回通過効果），血液の中に入り，全身循環に入っていきます。この時点で，血中濃度で考えると**吸収された**（血液の中に入った）ことになります。
　本書では，薬物が血液に入ったことを「吸収」と呼ぶことにし，特に断らないかぎり，吸収とは薬物が血液中に移動したことを指すことにします。

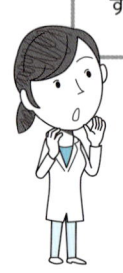

生化学などでいう，一般的な「吸収」の定義とはずいぶん違う考え方をするんですね。

本書では血中濃度に着目することをはっきりさせるため，そのように定義することにします。あくまでも血中濃度に注目するというわけです。

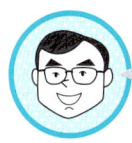

「吸収」の次は「分布」です

吸収された薬物は，体の中で「分布」(distribution)します。「分布」とは，体の中で薬物がどのように存在しているかを示しています。

体の中の薬物の「分布」には大きく2つの要素が関わっています。1つは，薬物の**血液中での分布**，もう1つは薬物の**血液と組織間の分布**です。

血液中では，薬物の一部分は血液中のタンパク（たとえばアルブミンやα-酸性糖タンパク）と結合しており，残りがタンパクと結合せずに遊離の薬物として存在しています。どのくらいの薬物がタンパクと結合しているかをタンパク結合率といい，これが，血液中での薬物の「分布」です。血液中に存在する薬物のうち，遊離の（タンパクと結合していない）薬物（非タンパク結合薬物）だけが薬効を発揮しますので，血液中の薬物の分布は薬の効果に影響しています。薬物はさらに，血液中と組織（たとえば細胞内）の間にも「分布」します。組織に移動しやすい薬物は，血液中に存在しにくいことになりますから，その結果，血中濃度が下がることになるので注意してください。

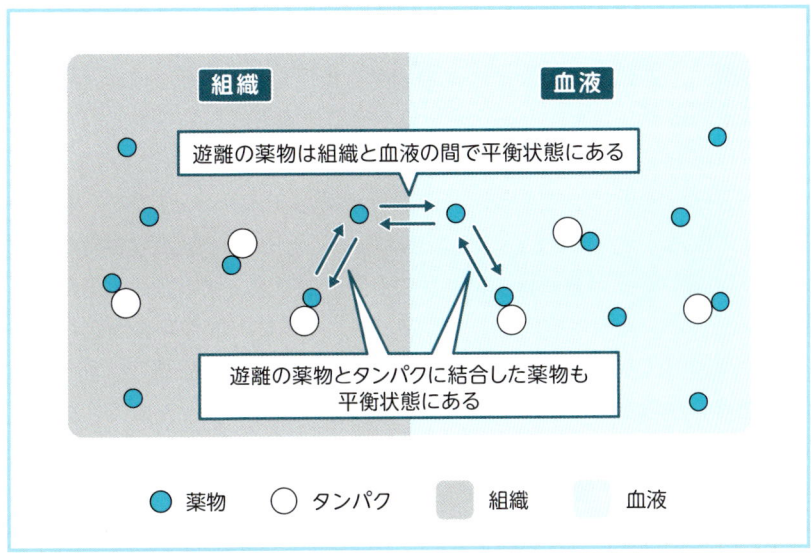

図2 分布のイメージ

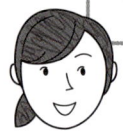
そうか，血中濃度があまり上がらないからといって，吸収されていないわけではなくて，組織の中にどんどん分布している可能性も考えたほうがいいんですね。

そういうことです。
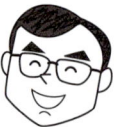

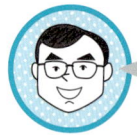
体の中で分布した薬物はやがて体の外に移動します。その過程には代謝と排泄があります

　薬物動態学でいう「代謝」(metabolism)とは，薬物の分子構造を**水に溶けやすい構造に変えて体から出ていきやすくする**ことをいいます。代謝された薬物は元の薬物の分子構造とは変わってしまいますから，投与された薬物の血中濃度は下がっていきます（なかには，代謝された分子も薬理学的に効果があるものもありますので，投与された薬物の血中濃度が下がっても効果が持続するものもあります）。

　薬物の代謝で重要な役割を果たしているのがチトクロームP450という酵素です。この酵素で代謝される薬物は，酵素の働きが弱くなると血中濃度は上昇し，逆に，強くなると血中濃度は低下します。薬物のなかには，この酵素の働きを阻害する薬物や分泌を誘導する薬物も知られていて，薬物相互作用を理解するうえで非常に重要な過程です。

　薬物が体から出ていくもう1つの過程が排泄(excretion)です。排泄とは，体の中に入った薬物が体の外に出されることです。吸収された（血液中に入った）薬物の排泄経路は主に，尿中と胆汁中です。尿中排泄に重要な役割を果たしているのが腎臓です。腎臓では，糸球体で血液から濾過された薬物や薬物の代謝物を尿中に排泄します。尿中への排泄が遅くなると，薬物が血液中から出ていかなくなりますから血中濃度は下がりにくくなります。さらに投与を続けると血中濃度は徐々に上昇することになります。また，経口投与された薬物の一部が吸収されず，そのまま糞便中に排泄される場合もあります。

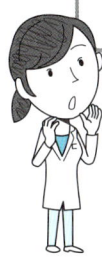

経口投与した薬物が吸収され，体の外に出されるまでの運命はわかりましたが，静脈注射や貼付剤などはどう考えればいいのですか？

静脈注射の場合は，投与された薬物はすべて血液中に入りますから，投与量の100％が吸収されたことになります。貼付剤は，薬物は直接血液中に移行しますが，すべての薬物が血液中に移行するわけではありませんので，投与量の一部分が吸収されることになります。

★ 薬物動態学とは，体の中の薬の動きを薬物の血中濃度の変化でみる学問である。

★ 薬物動態でいう「吸収」とは，薬が血液中に入ることである。

★ 「分布」とは，薬物が血液中で一部がタンパク結合し，遊離の薬物とタンパク結合した薬物として存在することで，また血液と組織間で薬物が分配されることである。

★ 「代謝」とは，薬物の化学構造を変化させて水に溶けやすい構造にすることである。

★ 「排泄」とは，薬が体内から体外へ出ることをいう。

序章 2 添付文書の「薬物動態」とは何を表しているのでしょう？

薬物動態を表す「パラメータ」とは

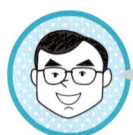
それでは実際に添付文書で薬物動態がどのように記述されているか見ていきましょう

いきなりですが，添付文書で使われる薬物動態パラメータを見てみましょう（図1）。図1には t_{max}，C_{max}，AUC などの表現が出てきます。t_{max} は「最高血中濃度到達時間」，C_{max} は「最高血中濃度」，AUC は「血中濃度曲線下面積」を表しています。

それぞれの意味を薬物の血中濃度の変化とつなげて理解しましょう。

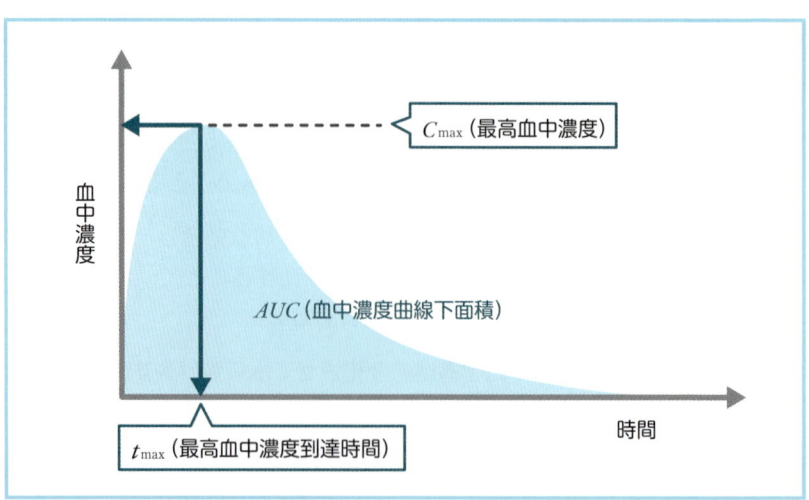
図1 時間と血中濃度推移の関係

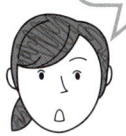

体内の薬物が時間とともにどう推移しているか，を示すコトバなのはわかりますが……。

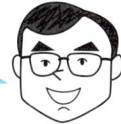

まずはコトバから具体的なイメージができるようになるとよいと思います。それぞれの意味については，これからゆっくりと説明していきたいと思います。

　たとえば，アムロジン（アムロジピンベシル酸塩）の添付文書（図2）には，肝機能障害患者と健常成人の薬物動態学的な数値が比較されています。
　ほかにも，アジスロマイシン細粒小児用では，薬物動態のところで同等性評価に関する情報が記載されています（図3）。

	Tmax (hr)	Cmax (ng/mL)	$AUC_{0\sim\infty}$ (ng・hr/mL)	T½ (hr)
肝機能障害患者	7.2±1.2	1.9±0.2	104.0±15.5	43.0±8.0
健常成人[4]	7.3±0.4	1.64±0.07	68.1±5.4	33.3±2.2

平均値±標準誤差
有意差検定：n.s.

図2 アムロジン錠（アムロジピンベシル酸塩錠）の薬物動態の項（抜粋）

　アジスロマイシン細粒10%小児用「KN」と標準製剤を、クロスオーバー法によりそれぞれ5g（アジスロマイシンとして500mg（力価））健康成人男性に絶食単回経口投与して血清中未変化体濃度を測定し、得られた薬物動態パラメータ（AUC、Cmax）について90%信頼区間法にて統計解析を行った結果、log(0.8)〜log(1.25)の範囲内であり、両剤の生物学的同等性が確認された（図、表）。[2]

図3 アジスロマイシン細粒小児用「KN」の生物学的同等性試験の項（抜粋）

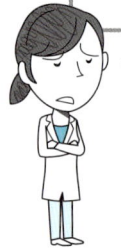

よく見かけますけど，ここから何をどう読み取ればいいんでしょう……。

これからが本番ですから焦らずに。薬物動態を表現するために用いられる要素を薬物動態パラメータということがあります。

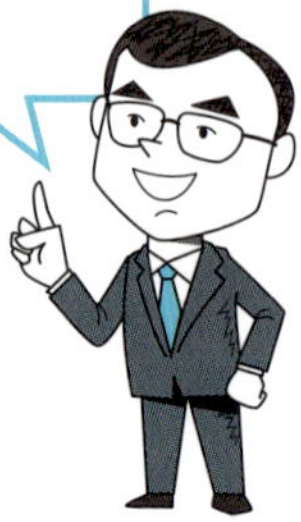

添付文書で出てくる薬物動態って，ほとんどの場合，薬物の血中濃度の変化をみているんでしたよね。

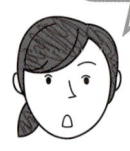

その変化を表すパラメータが薬物動態パラメータということです。

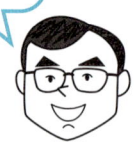

あ，あの……，
今さらなんですがパラメータって何ですか？
みんなあたりまえのように使ってますけど，よくよく考えるとわからないコトバです。

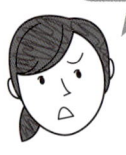

おっと，そうですね。
無意識に使っていますけど，改めてパラメータっていわれても何なんだろうと思ってしまうかもしれません。

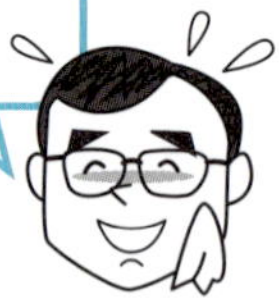

たとえば，水槽の中に最初からbLの水が入っているとします。そこに毎分aLずつの水を入れるとすると，1分後に水槽の中にある水の量は，$a \times 1 + b$ (L)になります。また，10分後に水槽の中にある水の量は，$a \times 10 + b$ (L)と表すことができます。すなわち，x分後に水槽の中にある水の量yは$y = ax + b$ (L)と表すことができます。このときのaやbは水槽内の水の量を「間接的に示す変数」，つまり水槽内の水の量(y)と時間(x)の関係を表す式に必要な「パラメータ」といえます。

　薬物動態では，血中濃度推移(時間と血中濃度の関係)を考えることになりますから，血中濃度と時間の関係を表現する式に含まれる変数はパラメータということができます。また逆にいえば，薬物動態パラメータが変化すると血中濃度推移が変わるともいえます。

　前に示したt_{max}，C_{max}，AUCなどは添付文書のなかでよく用いられる薬物動態パラメータの一部です。本書では薬物動態パラメータのなかでも特に重要な「分布容積」，「クリアランス」，「消失半減期」について具体的に解説していくことにします。

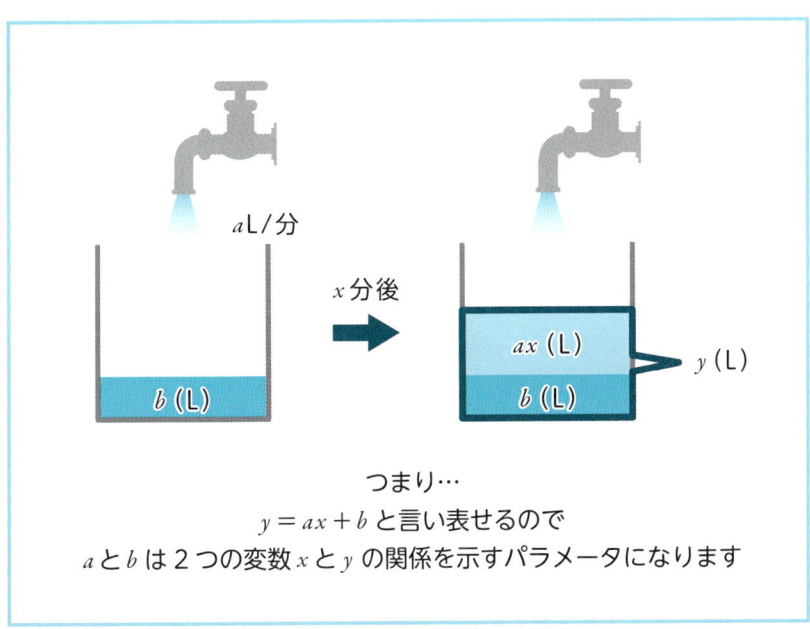

図4 パラメータとは

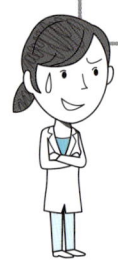

> なんか，少しはわかった気がするような，しないような……。

> パラメータというコトバはよく出てくるので，習うより慣れろでいいと思います。

まとめ

★ 薬物動態を表すために用いられる要素を「薬物動態パラメータ」または「体内動態パラメータ」という。

★ 血中濃度に影響する数値や数式に含まれる変数は薬物動態パラメータといえる。

3大キーワード
❶ 分布容積
❷ クリアランス
❸ 消失半減期

1章

これだけは欠かせない薬物動態の3つのパラメータ

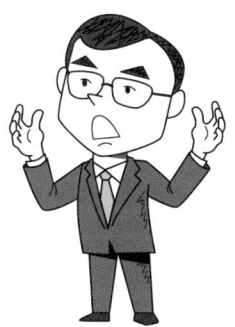

1章 1 それって何がどこに分布している容積のことでしたっけ？

分布容積（*Vd*）

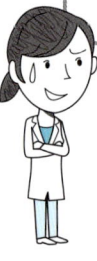

出ました「分布容積」。薬物動態学のなかでわかったようなわからないようなコトバのナンバーワンですね。

コトバのもつ一般的なイメージと，表したいことに少しギャップがあるといえばあるかもしれません。でも，薬の特徴を把握するためにとても大事な概念ですから，ゆっくりでいいので理解していきましょう。

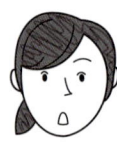

概念なんですか……？

まず，イメージをつかむことが大事ですね。

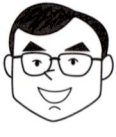

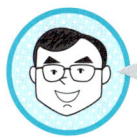 「分布容積」を思い出してみましょう

　まず，分布容積(Vd)の定義ですが，『メルクマニュアル 18 版 日本語版』には**表1**のように書かれています。

　分布容積は理論上とはいえ体液量を示していますから「L/kg あるいは mL/g」と表現され，これは体重 1kg あたり（または 1g あたり）の分布容積を意味しています。添付文書では単に「L」と書かれていることもありますが，いずれも何かの容積を示しています。

　おそらく，学生時代は薬物動態学の講義で，

$$分布容積(Vd) = 体内薬物量(X) / 血漿中濃度(Cp)$$

という式で習ったのではないでしょうか。

　いずれにしても，せっかくの分布容積の知識も式のままでは患者さんを前にしてうまく使うことができませんから，使えるイメージにしてみたいと思います。

　まず，容積としての分布容積のイメージから考えてみます（**図1**）。ここに水が入ったビーカーがあります。水の容積が何 mL かはわかりません。そこに Xmg の薬物を溶かし，溶液の濃度を測定したら Cp(mg/mL) だったとします。さて，問題は水の容積(V)を求めることです。

表1 分布容積の定義

> 見かけの分布容積とは，その血漿濃度にするために投与薬物の総量を希釈するのに要する理論上の液体量のことである。

〔『メルクマニュアル 18 版 日本語版』(http://merckmanual.jp/mmpej/sec20/ch303/ch303d.html) より〕

小学生のときのような問題ですね。水の容積は水に入れた薬物の重さ（Xmg）を濃度 Cp(mg/mL) で割れば求めることができます。なぜなら，溶液の濃度は，水に入れた薬の重さを水の容積で割れば求められるからです。

$$Cp(\mathrm{mg/mL}) = X(\mathrm{mg})/V(\mathrm{mL})$$

ここから

$$V(\mathrm{mL}) = X(\mathrm{mg})/Cp(\mathrm{mg/mL})$$

に式を変形すればいいわけです。100mg の薬物をビーカーの中の水に溶かし，その溶液の濃度を測定したとき 1mg/mL だったとしたら，ビーカーの中の水の容積は 100mL だったことがわかります。

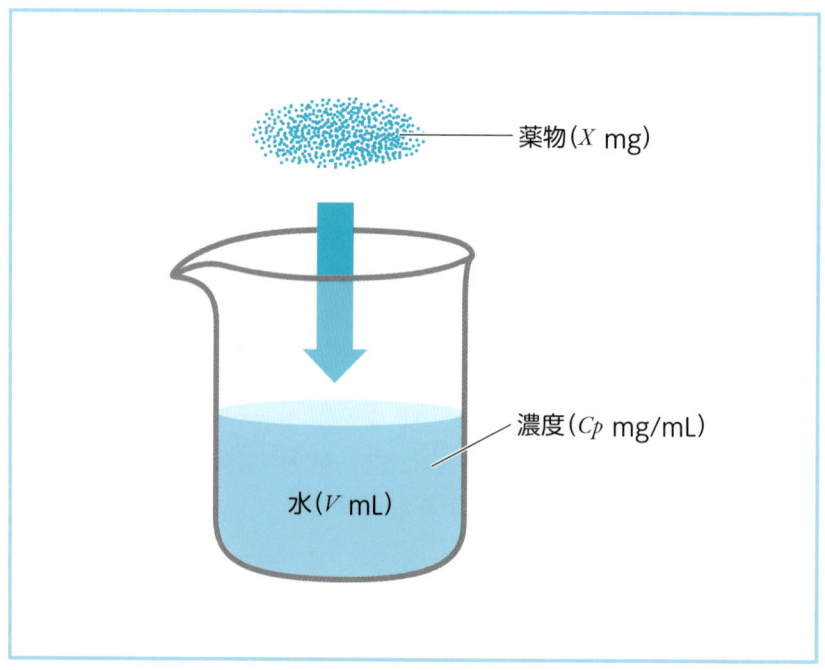

図1 薬物の重量，水の容積と溶液の中の薬物の濃度の関係

これを体内に置き換えてみると，ビーカーに入れた薬物の量が薬物の投与量，溶液の濃度は薬物血中濃度，そして，ビーカーの中の水の容積が分布容積になります。

どうでしょうか。ビーカーの中の水の容積と分布容積の関係が少しイメージできたでしょうか？

それでは，添付文書で具体例を見てみましょう。ミニプレス（プラゾシン塩酸塩）の添付文書（図2）です。

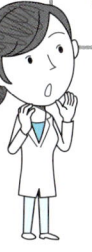

……。先生，この添付文書には「分布容積は平均75.3Lであり組織への移行性は高い」とありますが，なぜそんなことがわかるんですか？　何と比べて高いといえるんでしょうか。

分布容積の値から薬の特徴を理解するのはとても重要ですので，そのからくりを説明しましょう。そのためには，ヒトの体の中の水分の容積に注目します。

---

2. 分布
健常成人6名にプラゾシン錠2mgを経口投与したときの血中濃度から求めた分布容積は平均75.3Lであり組織への移行性は高いと考えられる[5]。

図2 ミニプレス錠（プラゾシン塩酸塩錠）の薬物動態の項（抜粋）

ヒトの体の中の水分は体重の60％程度といわれています。小児の水分の割合はやや高く，高齢者ではやや低くなります。ここでは，計算が簡単になるように60kgのヒトを考えてみます。60kg × 0.6 ＝ 36kgとなりますから，体の中の水分の比重を1と考えると，水分の体積は36Lとなります。

　さて，体内の水分は大きく細胞内液と細胞外液に分けられます（図3）。読んで字のごとく，細胞内に存在する水分と細胞の外に存在する水分です。細胞内液と細胞外液の割合は，細胞内液が水分全体の約2/3，細胞外液が約1/3程度です。そうすると，細胞内液は24L，細胞外液は12Lということになります。

　細胞内液と細胞外液では物質の構成比が異なり，多くの物質は細胞内液と細胞外液の間を自由に行き来することはできません。たとえば，細胞内液のカリウムイオン（K^+）濃度は，細胞外液に比べて高く，細胞内液のナトリウムイオン（Na^+）濃度は細胞外液に比べて低くなっているのはご存じのとおりです。

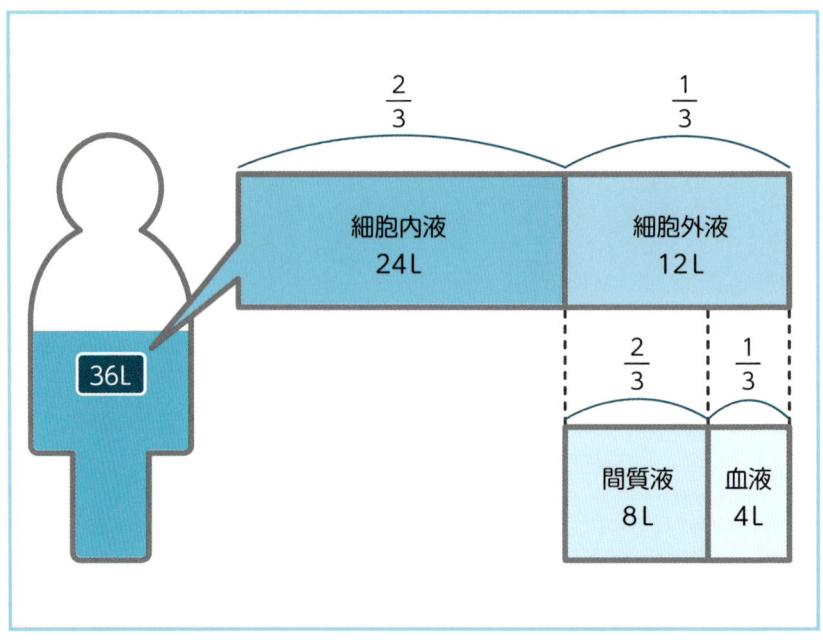

図3　体内の水分の構成

さて，細胞外液はさらに間質液（細胞間に存在する水分）と血液に分けることができます。その割合は間質液が約 2/3，血液が約 1/3 です。したがって，間質液は 8L，血液が 4L 程度となります。多くの物質は，間質液と血液の間を自由に行き来することが可能です。

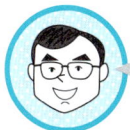

では，分布容積と組織移行性はどういう関係になっているか見ていきましょう

薬物動態学は主に薬物の血中濃度で体の中の薬の動きを調べる学問ですから，薬物の血中濃度に注目してみます。間質液と血液の間は比較的自由に物質が移動できます。したがって，吸収されて血液中に入った薬物は間質液にも分布しますから，全体として細胞外液全体に分布することになります。

60kg のヒトの細胞外液の容積は 12L でした。これを単位体重あたりの分布容積で考えると，12,000mL/60kg ですから 200mL/kg になります。

もし，吸収された薬物が細胞外液（血液と間質液）にだけ存在して細胞内液に分布しない場合は，分布容積は小さい値になります。たとえば 200mL/kg 程度であれば，薬物は主に細胞外液に存在して，細胞内には存在しないので，組織移行性が低いといえます。

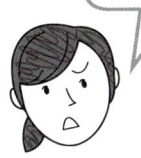

血液や間質液だけでなく，細胞内液にも分布することを「組織移行性」というんですね。分布容積と組織移行性の関係はなんとなくわかりましたが……。

まだモヤモヤしているようですね。では具体的に説明しましょう。

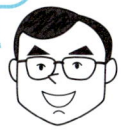

表2 分布容積の小さな薬物の例

薬物名	分布容積の平均値
エスポー注射液(エポエチン注射液)	30mL/kg＊
ヘパリン	58mL/kg＊＊
ナイキサン錠(ナプロキセン錠)	約140mL/kg＊
ブルフェン錠(イブプロフェン錠)	120mL/kg＊
ワーファリン錠(ワルファリン錠)	140mL/kg＊
アスピリン「バイエル」(アスピリン)	200mL/kg＊
ハベカシン注射液(アルベカシン注射液)	200～250mL/kg＊

＊ ：インタビューフォームより(エスポーは「1.9L」,ナイキサンは「8.3L」,ハベカシンは「12～15L」の記載を基に60kgのヒトに換算.アスピリンはサリチル酸の分布容積としての数値)
＊＊：Blunton L, et al：Goodman and Gilman's The pharmacological basis of therapeutics 12th Ed, 2011 より引用
他のアミノグリコシド系抗菌薬もハベカシンと同じ程度の分布容積である.

● 分布容積の小さな薬物

分布容積が小さい薬物の典型はNSAIDsとアミノグリコシド系の抗菌薬です.これらの薬物は,吸収されると血液中と間質液に存在して,細胞内にはほとんど移行しません.

表2に分布容積が小さい薬物をいくつか挙げました.

この表を見ると,200mL/kgよりもさらに小さい分布容積を示す薬物もあります.これらの薬物は,血液中だけに存在し,間質液にも移行しないような薬物であると考えられます.エポエチンやヘパリンなどの血液用薬は,分布容積からみて血液の中だけに存在し,間質液にも移行しないと考えられます.また,エバンスブルーは血漿タンパクと強く結合するため分布容積が50～60mL/kgと小さく,血液中の血漿量を測定するときに用いられます.

● 分布容積が体内の水分量と同程度の薬物

では,細胞内にも少し移行し,体内の水分全体に均等な濃度で分布するような薬物の場合はどうでしょうか？ 60kgのヒトの体内の水分量は約36L

表3 少しだけ組織移行性のある薬物の例

薬物名	分布容積の平均値
テオドール錠(テオフィリン錠)	450mL/kg＊
フェノバール錠(フェノバルビタール錠)	560mL/kg＊
イスコチン錠(イソニアジド錠)	670mL/kg＊
アレビアチン注(フェニトイン注)	550mL/kg＊＊

＊インタビューフォームより（アレビアチンは「33.3L」の記載を基に換算）

でしたから，分布容積は600mL/kg程度になります。このくらいの大きさの分布容積の薬物は，少しだけ組織移行性があるといえます。典型的な例としては，テオドール（テオフィリン）やアレビアチン（フェニトイン）などがあります（**表3**）。

● **分布容積の大きな薬物**

最後に，分布容積が大きい薬物について考えてみます。分布容積が大きいということは，先ほどのビーカーのモデルで考えるとビーカーの中の水の容積が大きいことを意味します。その結果，ビーカー内の薬物濃度は薄くなります。

先ほどから繰り返していますが，薬物動態学は血中濃度を使って体の中の薬物の動きを考える学問でした。もし，同じ重量の薬物が体内に吸収されても，薬物の血中濃度が非常に低かったとしたら，血中濃度から求められるその薬物の分布容積は大きな値になります。

この場合，薬物は体内のどこかに存在しているにもかかわらず血中濃度が低いということは，多くの薬物が血液中に存在していないことを意味しています。では，薬物はどこに行っているのでしょうか？ 体の中の薬物は，必ず水に溶けた状態で存在していますから，分布容積の大きな薬物は，血液（細胞外液）には存在していませんが，体の中のどこかの水に溶けていることになります。どこの水に溶けているかというと，細胞内の水の中（細胞内液）になります。分布容積の大きな薬物は，細胞内液に多く存在することを意味しています。

これは，別の表現をすれば，細胞内へ移行しやすい，組織移行性の大きな

表4 分布容積の大きな薬物の例

薬物名	分布容積の平均値
ジゴシン錠（ジゴキシン錠）	9.51L/kg＊
アンカロン錠（アミオダロン塩酸塩錠）	106L/kg＊
トフラニール錠（イミプラミン塩酸塩錠）	11.1L/kg＊
パキシル錠（パロキセチン錠）	17.2L/kg＊
セレネース錠（ハロペリドール錠）	1,300L＊
ジプレキサ錠（オランザピン錠）	954L＊

＊インタビューフォームより

薬物であることを示しています。

　分布容積の大きな薬の例を挙げてみます（**表4**）。

　たとえば，ジゴシン（ジゴキシン）の場合は，9.51L/kgですから，60kgのヒトだとすると570L（9.51L/kg × 60kg）にもなります。前にお話ししたように，体の中の水分は全部で36Lほどですから，それに比べても非常に大きな値になっています。

> 組織移行性が高い・低いというのは，細胞内液に移動しやすいかどうかを意味しているんですね。

> ですから，分布容積の値を見ると組織移行性が高いかどうかを判断することができるのです。

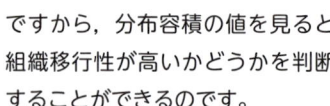

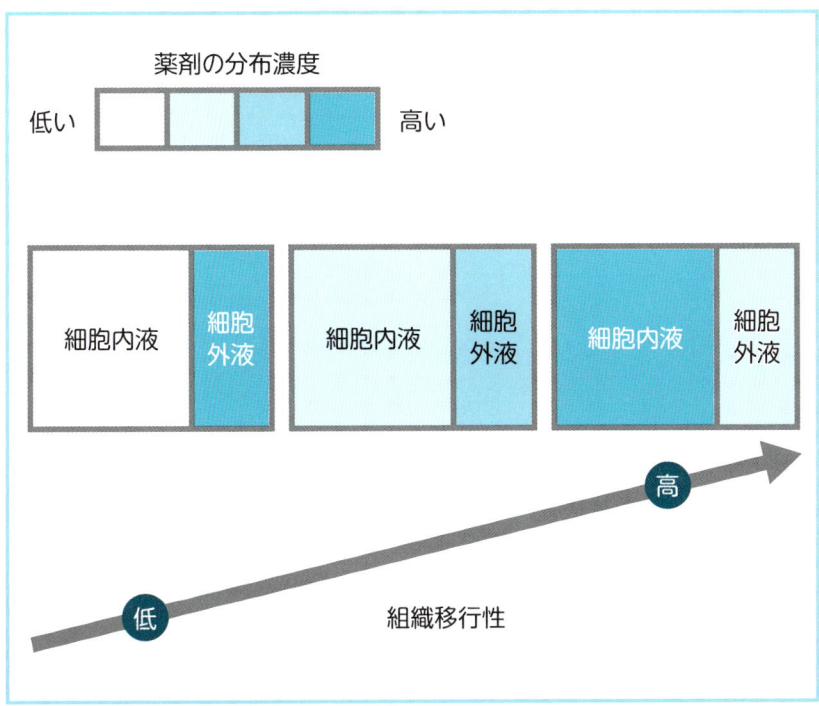

図4 分布濃度と組織移行性のイメージ

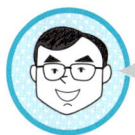 ここまでの話を踏まえて,ミニプレス錠の添付文書をもう一度見てみましょう

　ミニプレス(プラゾシン塩酸塩)の添付文書(17頁,図2)に書かれていた「健常成人6名にプラゾシン錠2mgを経口投与したときの血中濃度から求めた分布容積は平均75.3Lであり組織への移行性は高いと考えられる」という表現について見てみましょう。分布容積の値は75.3Lと,ヒトの体液量よりも大きな値となっています。したがって,ミニプレスは組織移行性の高い薬物,つまり体内に吸収されたら多くが細胞内に移行する薬物であると判断することができるわけです。
　先ほどの表4に示した分布容積が非常に大きな薬物に比べれば,ミニプ

レスはそれほど大きな分布容積とはいえませんが，同効薬のなかでは組織移行性が高い薬物に入ります。

> 同効薬のなかでは組織移行性が高い，ということにはどういう意味あいが出てくるんでしょう？

> 次の添付文書がヒントになりそうです。

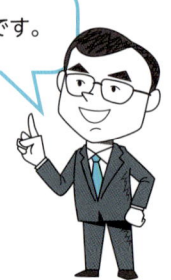

　図5をご覧ください。ジスロマック（アジスロマイシン水和物）の分布容積は33.3L/kgと書かれています。60kgのヒトで換算すると33.3L/kg×60kg≒2,000Lとなって，体液量よりもずっと大きな値になります。ということは，ジスロマックは非常に組織移行性の高い薬物であるといえます。血液中のジスロマックは少しずつ代謝，排泄を受けますが，組織には血液中よりももっとたくさんのジスロマックが存在していますから，血中濃度が低くなっても組織から血液中にジスロマックが移動することによって長時間高い血中濃度を保つことができます。

なお、アジスロマイシンのヒトにおける全身クリアランス及び分布容積はそれぞれ10 mL/min/kg及び33.3 L/kgと報告されており[17]、分布容積が大きく、組織へ移行しやすいことが示されている。

図5 ジスロマック錠（アジスロマイシン水和物錠）の組織内動態の項（抜粋）

24

そのため，ジスロマックは 3 日間の投与で，1 週間の効果を持続させることができるのです。

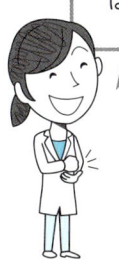

なるほど！　組織移行性が高い薬物は効果が長続きするんですね。

組織移行性の高い薬物は，血中濃度が低くなると，組織に存在していた薬物が血液中に移動してくるのでなかなか血中濃度が下がりにくいんです。

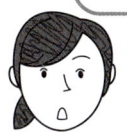

ところで，分布容積ってどうやって計算しているんですか？

吸収された薬物は体のいろんなところに分布し，分布する場所によって濃度は異なります。しかし，分布容積は「体の中に存在している薬物は，どこに存在していてもすべて血中濃度と同じである」と仮定して求めています。

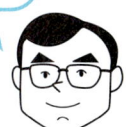

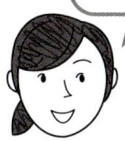

だから，分布容積は「概念」なんですね。

まとめ

★ 分布容積は，薬物が体の中のどこに存在しているかを示すパラメータである。

★ 分布容積が小さい場合（200mL/kg 程度）は，その薬物はほとんどが血液を含む細胞外液中に存在している。すなわち，組織移行性が低い薬物といえる。

★ 分布容積が非常に大きな薬物は，血液中にあまり存在しない薬物である。吸収された薬物の多くは細胞内（組織内）に存在するため，組織移行性の高い薬物ということができる。

1章 2 分布容積の値は誰でもいっしょではありません

分布容積の個体差や体の状態による変化

> さっきの説明にもあった，ミニプレス（プラゾシン塩酸塩）の分布容積は「平均75.3L」と書いてありました。平均ということは，ヒトによって値が異なるということですよね。なぜそんな違いが出てくるんでしょうか。

> いいところに目をつけましたね。分布容積はヒトによって値が異なりますし，同じヒトでも疾患などの状態によって値が変わってきます。では次にそれをご説明しましょう。

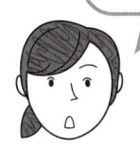

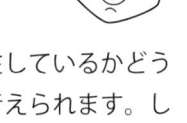

　分布容積は，薬物が体のどこに存在するか（血液中に存在しているかどうか）を示す値でしたから，薬物の特徴を示すパラメータと考えられます。しかし，患者さんの疾患や状態によって，分布容積が変化することがあります。

　患者さん側の要因で分布容積が大きくなる原因には，浮腫などで間質液が増加して細胞外液が増えた場合，外傷や熱傷などで細胞内液が細胞外に漏れ出た場合，妊娠して組織間液量や循環血流量が増加した場合などがあります。これらによる分布容積の増加は，組織移行性に変化が起きたのではなく，物理的に細胞外液が増えていることによると考えられます。

いずれの場合も，分布容積が大きくなるということは，薬物を溶解する溶媒（水）が見かけ上増えたことを意味していますから，血中薬物濃度が低下していることに注意する必要があります。

　また，血液中の血漿タンパクと結合していない薬物の濃度は，組織中のタンパクと結合していない薬物の濃度と一定の平衡状態にあります。そのため，血液中でアルブミンなどの血漿タンパクと結合しやすい薬物は，アルブミン濃度が低下すると，アルブミンと結合できない薬物が増えて，薬物の一部は組織に移動してしまいます。その結果，血液中の薬物濃度が低くなってしまいますので分布容積は大きくなります。分布容積の値の変化だけで薬物動態全体を評価することはできませんが，添付文書上で，「疾患によって分布容積が大きくなる」というような記述がある場合，その疾患の患者さんに投与するときには血中濃度がやや低くなる傾向があることに注意するとよいかもしれません。添付文書上で，疾患と分布容積の関係を示している薬物は多くありませんが，マイスタン（クロバザム）で見ることができます（**図1**）。

6. 肝機能障害患者における薬物動態[10]
（外国人、空腹時20mg 1回投与）

被験者	Tmax (h)	Cmax (ng/mL)	t₁/₂ (h)	Vd/F (L)	CL/F (L/h)
健康成人(6例)	1.6(50)	350(18)	22(26)	81(25)	2.8(14)
肝炎患者(6例)	3.0(63)	239(29)	47(36)	173(51)	3.3(84)
肝硬変患者(9例)	2.5(44)	240(47)	51(39)	178(40)	2.7(40)

図1 マイスタン錠（クロバザム錠）の薬物動態の項（抜粋）
　Fは生物学的利用率で投与された薬物分の吸収された薬物の割合で，吸収率とみなすことができる。つまり，*Vd*/Fは，吸収率で補正した分布容積ということになる。

図1によると，**肝機能が低下している患者**さんでは健康成人に比べて分布容積（Vd/F）の値が大きくなっています。分布容積が大きくなっているのですから肝機能障害患者では血中濃度が十分に上がらない傾向がありそうです。実際には，血中濃度推移は，これからお話しする消失速度定数やクリアランスにも影響され，分布容積の値の変化だけで判断することはできませんが，ある程度の傾向を予想することは可能です。

> なぜ肝機能が低下すると分布容積の値が大きくなるのか，もう少し詳しく教えてください。

> いろいろな可能性があると思われますが，1つの可能性としてアルブミン濃度の変化が考えられます。前にもお話ししたように，血液中のアルブミン濃度が低下すると，タンパク結合しやすい（タンパク結合率が高い）薬物は，アルブミンと結合していない薬物が組織に移行しやすくなるので，血中濃度が低下して分布容積は大きくなる可能性があります。アルブミンは肝臓で生成されるので，肝機能が低下するとアルブミンの濃度は低下します。

> マイスタンは添付文書に「血漿タンパク結合率が89.6～90.6％」と書かれているように，タンパク結合率が高い薬物です。ですから，肝機能が低下すると血漿タンパクが減少して分布容積が大きくなってしまう可能性が考えられます。

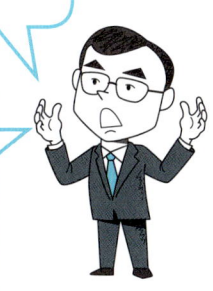

まとめ

★ 疾患によって分布容積が大きくなるような場合は，血中濃度が予想よりも低くなってしまう可能性がある。

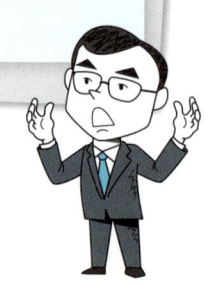

国試でフォローアップ〈1〉

先生，分布容積についてはだいたいわかったつもりですが，わかったつもりだけではダメですよねえ。

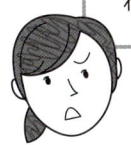

ちょうど薬剤師国家試験の試験問題がありますから，ここまで学んできたことをおさらいする意味で，ちょっと解いてみましょうか。

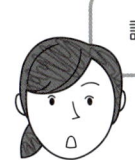

試験なんて何年ぶりだろう……。

問1　以下の記述の正誤を答えよ。

薬物の組織結合が大きいほど，分布容積は小さくなる。

(第95回試験より改変)

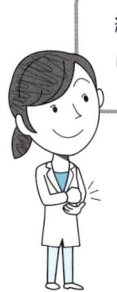

組織結合が大きいということは，薬物が組織から出ていきにくいということですね。

> そうです。薬物の組織結合が大きければ，血液中よりも組織の中に存在することになるので，血中濃度は低下し，分布容積は大きくなります。だから……
>
> **答え** 誤

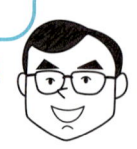

問2 以下の記述の正誤を答えよ。

エバンスブルーは，血漿中のアルブミンとほとんど完全に結合するため，その分布容積は血漿容積とほぼ等しくなる。（第95回試験より改変）

> あ，エバンスブルーってさっき出てきましたね。

> エバンスブルー（青い色素）は，血漿中のアルブミンと強く結合するため，ほとんどが組織に移行せずに血液中に存在します。そのため，分布容積は小さく，血漿容積と同じ程度の分布容積となります。ということは……
>
> **答え** 正

問3　以下の記述の正誤を答えよ。

ジゴキシンの分布容積は，体液量よりも小さいため，速やかに分布する。

(第93回試験より改変)

> あれ，ジゴキシンの分布容積ってどのくらいでしたっけ？

> ジゴキシンは吸収されると速やかに分布しますが，分布容積は約9.5L/kgと体液量よりもはるかに大きく，組織移行性が高い薬物です。ですから……
>
> **答え**　誤

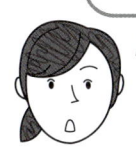

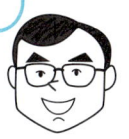

問4　以下の記述の正誤を答えよ。

組織結合率が同じ場合，血漿タンパク結合率が低い薬物に比べ高い薬物の分布容積は大きい。

(第97回試験より改変)

> 組織結合率が同じで，血漿中のタンパクとの結合率が高いということは……

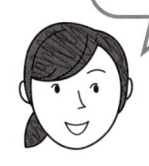

組織結合率が同じ場合，血漿タンパク結合率が低い薬物は非結合型の割合が増えるので，血中濃度が高くなりますから，分布容積は小さくなるんでしたね。つまり……

答え 誤

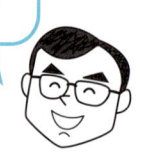

問5 以下の記述の正誤を答えよ。
プロプラノロールは，血漿タンパク非結合率が増加すると分布容積も増加する。　　　　　　　　　　　　（第93回試験より改変）

「プロプラノロールは」って書いてありますけど，これは一般的な法則のような気がします。

そうですね。タンパク結合率が高い薬物の場合，組織と血液中の分布の割合が同じなら，血漿中タンパク非結合率が高くなると，非結合型薬物の一部は組織に移行します。そのため，血中濃度が低下して分布容積は大きくなります。ですから……

答え 正

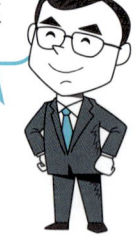

問6 以下の記述の正誤を答えよ。

ネフローゼ症候群の患者では，血清アルブミンの減少に伴いフェニトインの分布容積は減少する。
　　　　　　　　　　　　　　　　　　　　（第93回試験より改変）

> ネフローゼ症候群は，血液中のアルブミンが尿中に出ていってしまう疾患でした。

> そう，そしてフェニトインは血液中でアルブミンと結合する薬物です。血清アルブミンが低下するとタンパク結合できる薬物が減少し，非結合型薬物濃度が上昇します。非結合型薬物は組織と血液中で平衡関係にあるので，血液中のフェニトイン濃度が上昇すると組織へ移動する薬物が増えることになります。そのため，血液中のフェニトイン濃度は減少し，分布容積は大きくなるわけです。ですから……
> 　　　　　　　　　　　　　　　　**答え**　誤

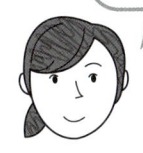

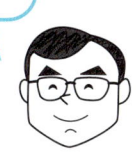

問7 以下の記述の正誤を答えよ。

高齢者では体脂肪量／体水分量の値が上昇するため，脂溶性薬物の分布容積は減少する。
　　　　　　　　　　　　　　　　　　　　（第93回試験より改変）

お年寄りの服薬には十分気をつけなければいけない，ということが浸透しているから，国試問題にも出るんですね。

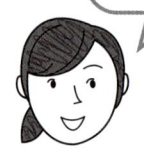

そのとおりですが，感心していないで問題を解いてくださいね。さて，一般に高齢者では体の水分量が減って，体脂肪量/体水分量の値が上昇します。そのため脂溶性薬物は脂肪組織に移動しやすくなります。そのため，血中濃度が低下して，分布容積は大きくなります。だから……

答え 誤

問8 以下の記述の正誤を答えよ。

薬物の経口投与量(D)を増加すると，分布容積が大きく，組織との結合率は投与量によらず一定で，かつ血漿タンパク結合に飽和がある薬物の分布容積は大きくなる。　　　　　　　（第96回試験より改変）

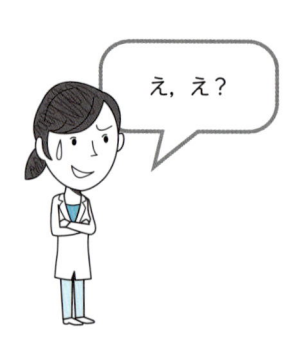

え，え？

落ち着いて読めばだいじょうぶですよ。血漿タンパク結合に飽和がある場合，血中薬物濃度が高くなると，タンパクと結合できない薬物の割合が増えることに注意しましょう。組織との結合率が投与量によらず一定であれば，血漿中の非結合型薬物のうち一定の割合が組織に移行します。そのとき，血漿タンパク結合に飽和があると，血漿中の非結合型薬物の割合が増えるため，組織への移行性が高まり，血漿中の薬物濃度が低下するので分布容積は増加する，と考えます。ですから……

答え　正

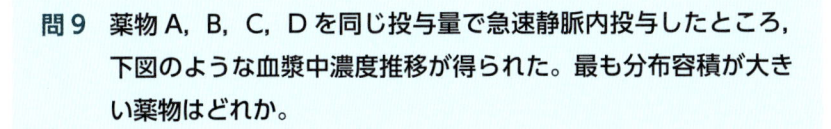

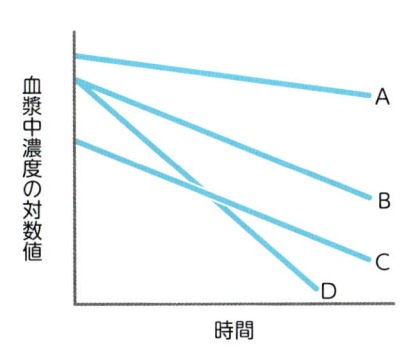

問9 薬物 A，B，C，D を同じ投与量で急速静脈内投与したところ，下図のような血漿中濃度推移が得られた。最も分布容積が大きい薬物はどれか。

(第 99 回試験より改変)

> ここで考えなければいけないのは何でしょう？
> 血中濃度の落ち方ですか？

> 分布容積が大きいということは，血液以外にも薬物が分布するということでしたよね。つまり，分布容積が大きいほど，時間0における血中濃度が低くなるので薬物Cの分布容積が一番大きいことがわかります。一方，薬物Aの分布容積が最も小さいことになります。
>
> 答え　C

1章 3

血液中からなくなる速さがわかると何がわかるのでしょう？

消失速度定数（k_e）と生物学的半減期（消失半減期）（$t_{1/2}$）

> ADMEのルールに従えば，吸収して体内に分布した薬物は，肝臓で代謝を受けたり，腎臓から直接排泄されますよね。代謝や排泄を受けると血液中から薬物がだんだんなくなっていくことになるんですよね。

> そうです。血液中から薬物がなくなることを血液中からの薬物の「消失」ともいいますが，薬物によって消失の速さに違いがあることはご存じでしょう。そこで，一般の薬物動態学の教科書では，分布容積の次にはクリアランスの概念を学ぶことが多いのですが，ここではあえて，その前に消失速度定数について考えてみます。後で述べるように生物学的半減期（消失半減期）＊は消失速度定数から簡単に求めることができますので，ここで，一緒に説明してしまいましょう。

> なんだか一気に進んじゃって大丈夫ですか？

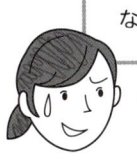

＊添付文書の薬物動態の項には，「生物学的半減期」と書かれることが多いため，本書でも，以降「生物学的半減期」と表記します。

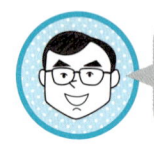

> まず，添付文書の実例から見ていきましょう

　実際の添付文書の表現として，リスペリドン（リスパダール）の添付文書を見てみましょう（図1）。消失速度定数の値を見てください。値を比較すると内用液を服用しても，錠剤を服用した場合でも，リスペリドンの血液中からの消失速度はほとんど変化しないことがわかります。これは，どちらの製剤を服用しても，同じような速度で血液中から薬物が消失していくことを示しています。血液中から薬物が消失していく速度ですから薬物動態のなかでは重要なパラメータです。

　でも，実は，添付文書に消失速度定数の値が記載されることはそれほど多くありません。それは，消失速度定数から生物学的半減期が簡単に計算でき，生物学的半減期のほうが消失速度定数よりも直感的に利用しやすいためだと考えられます。

　ここに掲げたパラメータは薬物の薬物動態においてコンパートメントモデルが成り立つと仮定し，薬物の消失は一次消失過程であると考えています。

剤形		C_{max} (ng/mL)	T_{max} (hr)	AUC (ng·hr/mL)	$t_{1/2}$ (hr)	消失速度定数 (hr^{-1})
内用液 (n=21)	未変化体	7.26±4.09	0.81±0.22	34.84±35.81	3.57±2.16	0.243±0.096
	主代謝物	5.39±2.00	2.67±2.45	116.54±32.04	20.91±3.72	0.034±0.007
錠 (n=21)	未変化体	7.01±3.82	1.13±0.36	35.50±35.67	3.91±3.25	0.244±0.102
	主代謝物	5.19±1.87	3.27±2.54	115.54±30.08	21.69±4.21	0.033±0.007

図1 リスパダール錠（リスペリドン錠）の薬物動態の項（抜粋）

> あー，なんかいろんなコトバが出てきちゃいましたね。「コンパートメントモデル」って，何ですか？ それから，「消失速度定数」とか「一次消失過程」っていうのもよくわかりませんし……。

> そうですよね。では，そこから話を進めましょう。コンパートメントとは，部屋とか箱といった「入れ物」のことです。飛行機の座席の上にある荷物を入れる場所もコンパートメントと呼ばれます。

> それと薬にどんな関係が……？

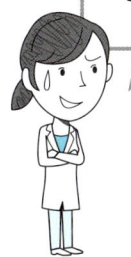

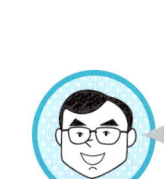

薬物動態学ではヒトの体を薬を入れるコンパートメント（入れ物）とみなします

　ヒトの体はとても複雑ですが，それを思いきり単純化して，薬物が分布しているところを入れ物と考えるのが**コンパートメントモデル**です。薬物動態学は，薬物の血中濃度の変化を調べる学問でした。吸収された薬物は必ず血液中に存在しますから，これを1つのコンパートメント（入れ物）として考えることができそうです。ヒトの体を血液という1つの入れ物として考える場合を**1コンパートメントモデル**といいます（図2）。

　1コンパートメントモデルでは，吸収された薬物はコンパートメントであ

る血液中に入り，代謝や排泄を受けて，やがてコンパートメント（血液）から出ていきます。そう考えると，薬物動態学は，コンパートメントの中の薬物濃度（血液中の薬物濃度）を調べる学問ともいえます。

　いくらなんでもヒトの体をたった1つの入れ物で考えるのは，単純化しすぎのようにも感じますよね。しかし，多くの薬物の薬物動態は1コンパートメントモデルで，出入りの様子がそこそこうまく表現できることが知られています。もちろん，**2コンパートメントモデル**（入れ物が2つ）や3コンパートメントモデル（入れ物が3つ）で考える必要がある薬物もあります。

　2つ以上のコンパートメントを考える場合は，その入れ物の1つは血液，もう1つは組織（通常，どの組織なのかは具体的ではありません）を考えるのが一般的です。2コンパートメントモデルでは，血液と組織間の薬物の移動も考えています。血液中に入った薬物は，一部は組織に移行することで血中濃度が低下しますし，血液中から排泄されても血中濃度は低下します。

　本書では，特に断らないかぎり1コンパートメントモデルについてだけ取り扱うことにします。

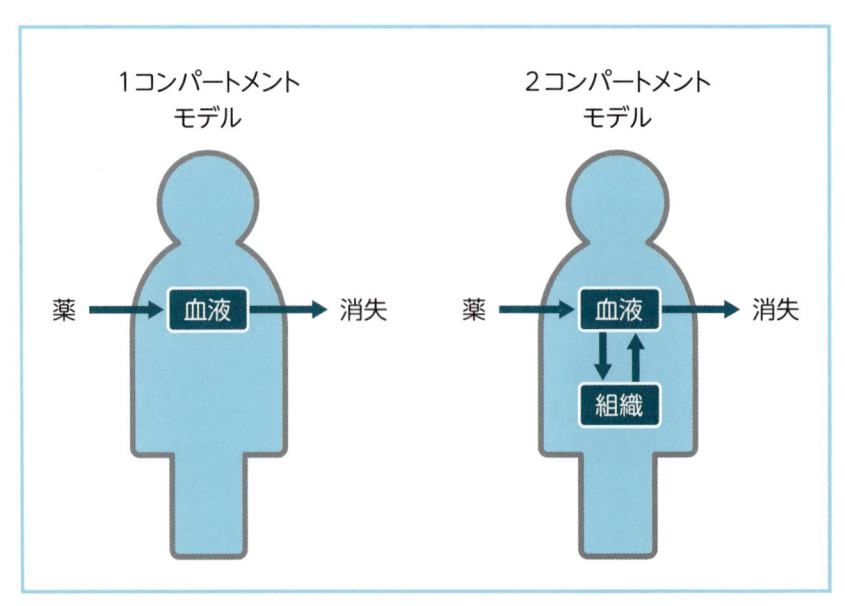

図2 1コンパートメントモデルと2コンパートメントモデル

> 2コンパートメントモデルの場合，血液という1つのコンパートメントでの薬物の出入りだけでなく，血液中から組織に移行した薬物の出入りも考えるということですね。

> そういうことです。そのぶん複雑になりますが，先に説明した分布容積で「組織への移行性が高い」薬のなかには，ジゴシン（ジゴキシン）のように2コンパートメントモデルで考えないと薬物動態がうまく説明できないものがあります。

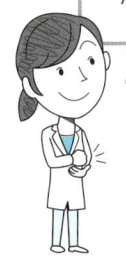

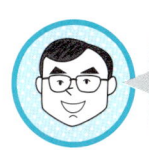

血液というコンパートメントから薬物が出ていく速さの程度を示す値を消失速度定数といいます

消失速度定数（ke）は，分布容積のように，その数値から実感をもったイメージにするのは難しいのですが，ここでは，「**消失速度定数が大きければ薬物は血液中から速く消失する。逆に消失速度定数が小さければ薬物は血液中からゆっくり消失する**」と理解してください。このイメージが後でクリアランスを理解するのに役立ちます。

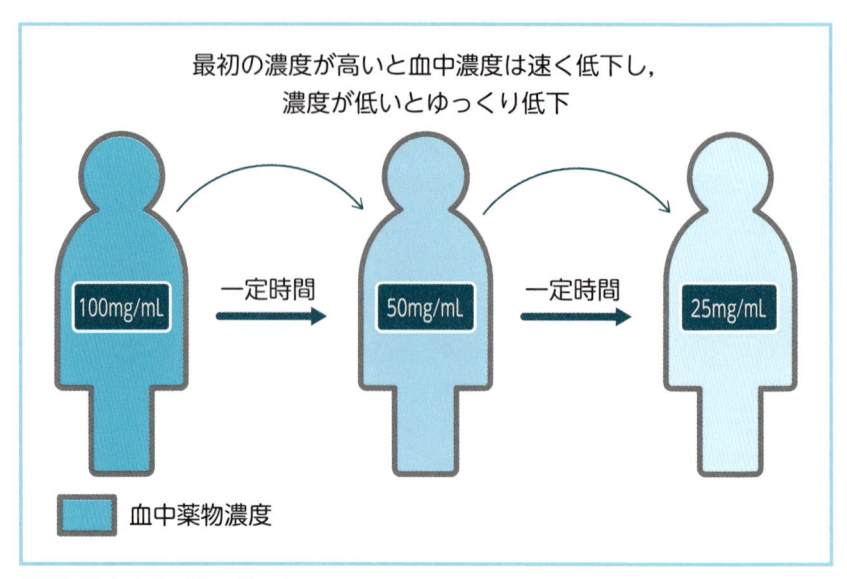

最初の濃度が高いと血中濃度は速く低下し，
濃度が低いとゆっくり低下

100mg/mL 　一定時間　→　50mg/mL　一定時間　→　25mg/mL

■ 血中薬物濃度

図3 消失速度定数の考え方

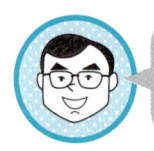

> 一次消失過程の「一次」は「消失過程は濃度の1乗（つまり単に濃度）に比例する」という意味です

次に「一次消失過程」ですが，これは濃度に比例（濃度の1乗の意味）して薬物が血液中から消失することを示しています。簡単にいうと，血中濃度が高いときは速く消失し，血中濃度が低くなるとゆっくり消失していくということです（**図3**）。

学生時代に学んだ「一次反応速度式」に従って，薬物がコンパートメントから消失していくのですが，もう，一次反応も忘れてしまった方もいるかもしれません。少しだけ復習してみます。

薬物を静脈注射した場合を考えると，投与された薬物はすべて血液中に入り，その後，血中濃度は徐々に低下していきます。このとき，血液からの薬物の消失は

$$-dC/dt = k_e C$$

という関係式に従っていますというのが一次反応の意味です。C は血中濃度，

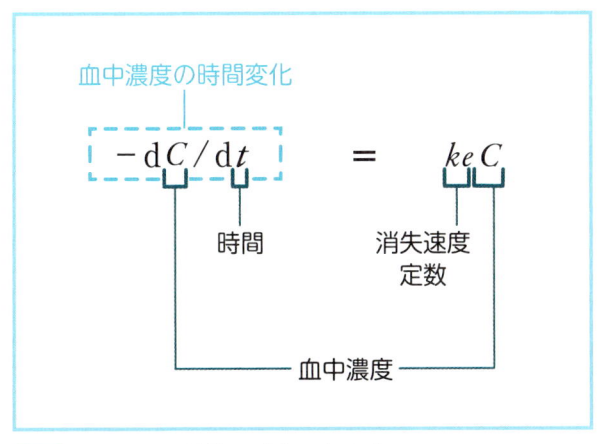

図4 血液からの薬物の消失を表す式

$-dC/dt$ … 血中濃度の時間変化（時間あたりの血中濃度）
$= k_e C$ … 消失速度定数 × 血中濃度

t は時間，k_e は消失速度定数です（図4）。d はわずかの変化を意味しており，$-dC/dt$ とは，時間が少し経過すると，血中濃度がどれだけ変化するかを示しています。したがって，$-dC/dt$ は単位時間あたりの血中濃度変化，すなわち，消失速度を表しています。また，消失速度定数とは，血液中の薬物濃度が変化する（この場合は，減少する）速さの程度を示していることになります。

もうこんな式なんか見たくない人もいると思いますので，この式にはこれ以上深入りしないことにして，式がどんな関係を表現しているかを想像することにします。

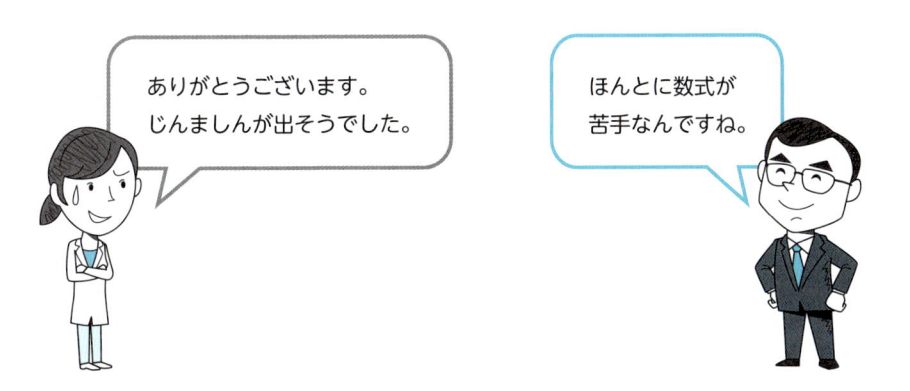

> ありがとうございます。じんましんが出そうでした。

> ほんとに数式が苦手なんですね。

先ほどの式のうち，左辺の$-dC/dt$は，時間が経つにつれて血中濃度がどう変化するかを示しています。奇妙な格好をしていますが，なんのことはない，「横軸に時間（t），縦軸に血中濃度（C）をプロットし，その関係を示しました」という意味です。右辺はkeC（消失速度定数×血中濃度）です。したがって，一次消失過程の場合，横軸に時間（t），縦軸に血中濃度（C）をプロットすると，血中濃度に比例して低下していくことを示しています。どのくらいの速さで出ていくかは消失速度定数で決まっています。

　ここでは，以下の2つのことに注意してください。
① 血中濃度が同じならば，消失速度定数ke（血液中の薬物濃度が減少する速さの程度）の値が大きいほど，消失速度（$-dC/dt$）が速くなる。
② 消失速度定数が同じならば，血中濃度が高いほど，消失速度（$-dC/dt$）が速い。つまり，消失速度$-dC/dt$はkeCに比例する。

> はあ，注意したいのですが，何をどう注意したらいいのか。

> 消失速度定数は薬物によって異なりますよね。ですから，①消失速度定数の大きな薬物は小さい薬物に比べて血液中からなくなるのが速い，②同じ薬でも薬物の血中濃度が高いほどなくなる速度が速い，という2点に注意してください。

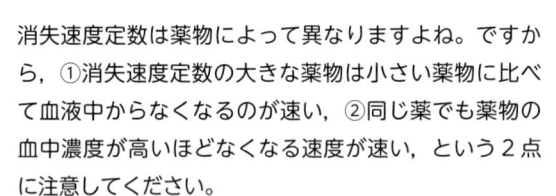

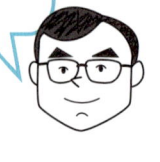

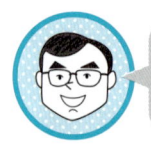

「時間あたりに一定の量ではなく同じ割合で消失していく」というところがミソ

　一次消失過程の特徴は，「血中濃度が半分になるまでの時間は同じになる」ことです。どうしてこうなるのかを考えてみましょう。

図4の式を見ながら考えてみてください．消失速度（$-dC/dt$）は，血中濃度に比例していますから，たとえば，ある薬物が40μg/mLから半分の濃度の20μg/mLになるまでの消失速度は，平均的にその中間の濃度を使って30μg/mL×消失速度定数になると考えてみます．

　さらに20μg/mLから半分の濃度の10μg/mLになるまでの消失速度も同様に求めてみると，平均的な消失速度は15μg/mL×消失速度定数になると考えてみます．消失速度（ke）は一定の値ですから．薬物濃度が半分になると消失速度は半分（30μg/mL×消失速度定数→15μg/mL×消失速度定数）に変化しています．

　このように，消失速度定数が一定ならば，血中濃度（C）が半分になると，消失速度（$-dC/dt$）も半分になることがわかります．消失速度が半分になりますから，消失する薬物量も半分になります．

　ここで，血中濃度が半分になるまでの時間を考えてみます．たとえば，血中濃度が40μg/mLから半分の20μg/mLに変化する時間を考えます．次に，20μg/mLから半分の10μg/mLになるまでの時間を考えます．**図5**では血中濃度が半分になるまでの時間を1時間としてプロットしてみました．20μg/mLから半分の10μg/mLになるときの濃度変化は，40μg/mLから半分の20μg/mLになるときの1/2ですが，消失速度も1/2になっています．

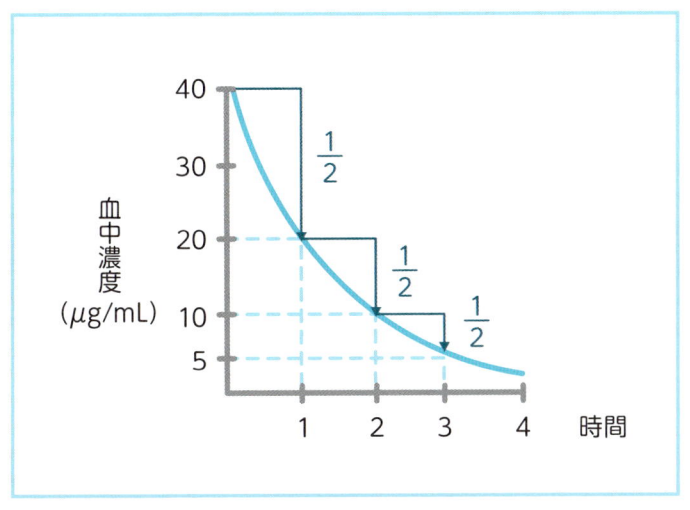

図5 血中濃度が半分になるのにかかる時間は一定

血中濃度が 40μg/mL から半分の 20μg/mL になるまでの時間と 20μg/mL から半分の 10μg/mL になるまでの時間は同じだけかかることがわかります。さらに，10μg/mL から半分の 5μg/mL になるときは，変化する濃度は最初の 1/4 になりますが，消失速度も最初の 1/4 になっていますから，やはり同じ時間がかかることになります。

　これが，一次消失過程の重要な特徴です。血中濃度にかかわらず，どの時点から測っても**血中濃度が半分になるまでの時間は変わらない**のです。薬物動態学では，血中濃度が半分になるまでの時間を生物学的半減期として表現します。生物学的半減期は消失速度定数よりも直感的にイメージしやすいので，添付文書上でも頻繁に見かける薬物動態学的パラメータです。

> あ，それって $t_{1/2}$ のことですね！

> そうです！　この生物学的半減期を $t_{1/2}$ といいます。「t（ティー）2 分の 1」とか「t（ティー）ハーフ」と呼ぶことが多いです。また，添付文書では t が小文字だったり大文字になったりしていて一定していません。本書では小文字の t を使うことにします。

Column

どうして生物学的半減期は「0.693÷消失速度定数」なのか？

ここで，消失速度定数と生物学的半減期の関係式を書いておきます。本書では，可能なかぎり数式を使わないことにしていますので，この式の誘導に興味のある方は薬物動態学の教科書を参考にしてください。

$t_{1/2} = 0.693/k_e$

「参考」

$$-\frac{dC}{dt} = k_e C$$

変数分離して，両辺を積分し

$$-\int \frac{dc}{C} = k_e \int dt$$

$-\ln C = k_e t + 定数$

初期条件 $t=0$ のとき $C=C_0$ とすると

定数 $= -\ln C_0$

$$\ln \frac{C_0}{C} = k_e t$$

濃度が半分（$C = \frac{C_0}{2}$）になるまでの時間 $t_{1/2}$ は

$$\ln \frac{\cancel{C_0}}{\frac{\cancel{C_0}}{2}} = \ln 2 = k_e t_{1/2}$$

$t_{1/2} = \ln 2 / k_e = 0.693 / k_e$

結果だけを見れば決して難しくないと思います。生物学的半減期と消失速度定数は反比例の関係になっていることに注目です。すなわち，消失速度定数が大きければ，薬物の血液中からの消失が速いことを意味していますが，その場合は，当然，血中濃度が半分になる生物学的半減期は短くなります。

まとめ

★ ヒトの体を血液の入る1つの入れ物とする考え方を1コンパートメントモデルという。

★ 多くの薬物の薬物動態は1コンパートメントモデルで出入りの様子がそこそこ表現できる。

★ 消失速度定数とは，血液から薬物が出ていく速さの程度を示す。消失速度定数が大きければ薬物は血液中から速く消失する。

★ 消失速度定数が変わらなければ，血中濃度が高いほど薬物の消失速度は速い。

★ 血中濃度が1/2になるまでの時間を生物学的半減期という。薬物の消失が一次消失過程ならば血中濃度にかかわらず，どの時点から測っても血中濃度が1/2になるまでの時間は変わらない。

★ 消失速度定数はイメージしにくいので，「0.693/消失速度定数」で表される生物学的半減期を用いるとイメージしやすい値となる。

1章 4 生物学的半減期って何の役に立つんでしょう？

生物学的半減期（$t_{1/2}$）からわかること

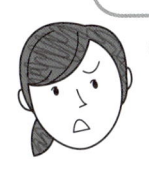

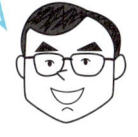

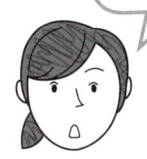

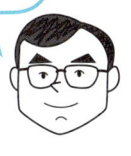

> 消失速度定数の意味がなんとなくわかった気がします。でも，その数値だけを見ても何を意味しているかピンときません。

> 今は「消失速度定数が大きければ血中濃度は速く低下する」ということを理解しておいてください。
> では，消失速度定数をどうやって使うかというと，生物学的半減期に変換するとイメージしやすくなります。

> 生物学的半減期の値は，何か役立つことはあるんですか？

> 生物学的半減期を使うと，「いつ頃から薬物の効果が現れそうか」とか「いつまで薬物が血液中に存在するか」を判断できる場合があるんです。

> 添付文書を見ながら考えていきましょう

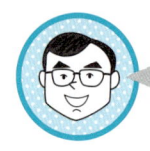

　では，薬物の服用間隔に比べて生物学的半減期が「短い場合」，「同じ程度の場合」，「長い場合」に血中濃度はどのように変化するかを見てみることにします。

● 生物学的半減期が服用間隔に比べて短い場合

　ブルフェン（イブプロフェン）などの NSAIDs がこの例になります。ブルフェンの標準的な使用方法は1日3回ですから，おおざっぱに8時間ごとに服用すると考えます。添付文書では最高血中濃度到達時間（t_{max}）が 2.1 時間，生物学的半減期（$t_{1/2}$）が 1.8 時間となっています（図1）。

1. 吸　収[2)]

健康成人14例にイブプロフェン200mg（ブルフェン錠100　2錠）を単回経口投与したときの最高血漿中イブプロフェン濃度（Cmax）は 16.6μg/mL であり，最高血漿中濃度到達時間（Tmax）は2.1時間，血漿中濃度半減期（$T_{1/2}$）は1.8時間であった。

	C_{max} (μg/mL)	T_{max} (hr)	$T_{1/2}$ (hr)
イブプロフェン	16.6±0.9	2.1±0.2	1.8±0.1

（平均値±標準誤差、n=14）

イブプロフェン200mg（ブルフェン錠100　2錠）
経口投与後の血漿中濃度推移

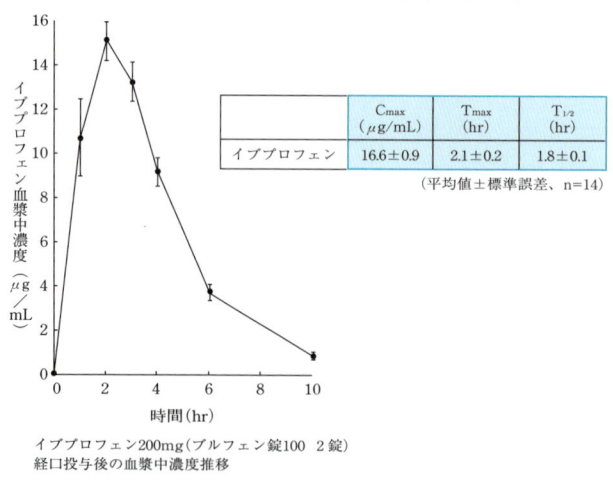

図1 ブルフェン錠（イブプロフェン錠）の薬物動態の項（抜粋）

このデータを基に，血中濃度推移を推定してみます。

ブルフェンを投与すると約 2 時間後に最高血中濃度（C_{max}）に到達します。鎮痛効果もこの頃に最大になると予想されます。生物学的半減期は約 2 時間ですから，ここで吸収が終わっていると考えると，投与の 4 時間後には血中濃度は最高血中濃度の半分に，次の 2 時間後すなわち 6 時間後にはそのさらに半分の 1/4 に，次の服用時間にあたる 8 時間後にはさらに半分の 1/8 にまで血中濃度が低下していることになります。ここまで血中濃度が低下すると鎮痛効果はあまり期待できないかもしれません。分布容積を 0.12L/kg（インタビューフォームから），体重 60kg としてシミュレーションしたのが図 2 になります。

8 時間ごとに投与を繰り返しても，毎回，ほぼ同じ濃度の範囲を行ったり来たりしていることがわかりますね。これが，投与間隔に比べて生物学的半減期が短い場合の血中濃度推移になります。

この薬の場合，次回の服用前には血中濃度がほとんどゼロに近くなりますので薬の効果はあまり期待できませんが，逆にいえば蓄積性はほとんどないと考えられます。もし，痛みが激しい場合には，次回の投与前に，痛みが出てくる可能性が考えられます。

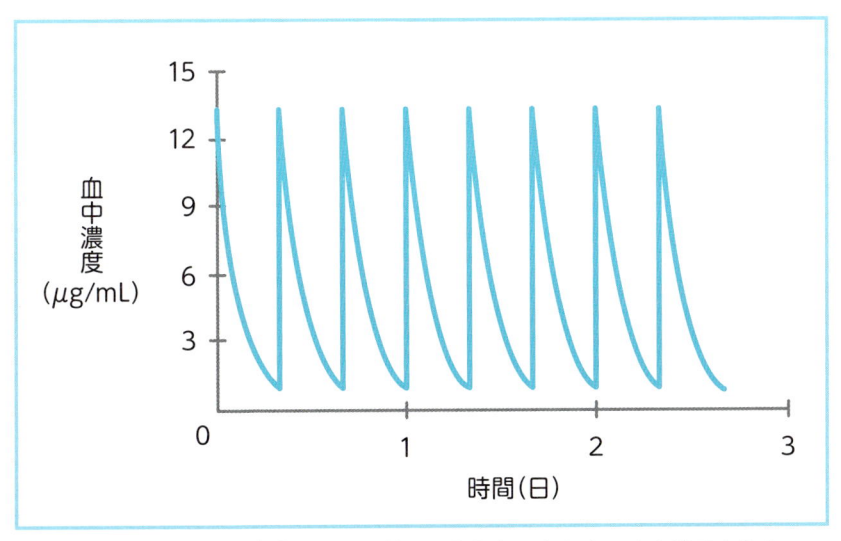

図2 ブルフェン錠（イブプロフェン錠）を反復投与したときの血中濃度変化のシミュレーション

> 次に薬を投与するときにすでに血中濃度がかなり下がっているのであれば，投与直前の段階で薬が効いているかをモニターしたほうがいいんですね。

> そういうことです。

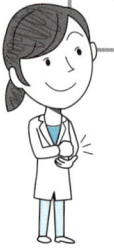

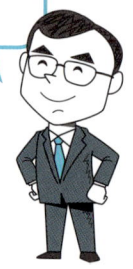

● 生物学的半減期が投与間隔とほぼ同じ場合

　テオフィリンを例に挙げたいと思います。

　テオフィリン徐放錠 50mg「サワイ」と標準製剤を健康成人男子にそれぞれ4錠（テオフィリンとして 200mg）空腹時および食後に単回経口投与（クロスオーバー法）した結果の一部を示します（**図3**）。生物学的半減期（$t_{1/2}$）は 11 ～ 12 時間です。

		C_{max} (μg/mL)	T_{max} (hr)	$T_{1/2}$ (hr)	AUC_{0-48hr} (μg・hr/mL)
空腹時投与 (n=19)	テオフィリン徐放錠 50mg「サワイ」	3.83±0.78	6.3±0.9	11.3±2.0	85.41±21.05
	標準製剤 (錠剤、50mg)	3.50±0.58	6.2±1.2	11.8±3.2	78.86±19.18

図3 テオフィリン徐放錠「サワイ」の薬物動態の項（抜粋）

簡略化するために，生物学的半減期を12時間として，分布容積450mL/kg（テオドールのインタビューフォームから）で60kgとして徐放錠を毎回200mg投与した場合の血中濃度推移をシミュレーションした結果が図4です。

　血中濃度は徐々に上がっていき，定常状態（一定の範囲内で血中濃度が上下する状態）になります。定常状態になるまでに生物学的半減期の4〜5倍かかることに注意してください。つまり，テオフィリンの場合は，定常状態になるまで2〜3日（12時間×4〜5）かかると思われます。シミュレーション結果を見ても，投与開始直後は，有効血中濃度（5〜15μg/mL）に達しませんので，患者さんにとっては薬の効果が感じられない可能性があります。「数日経過すれば効果が感じられるようになると思いますよ」というコメントとともに説明が必要でしょう。

● 生物学的半減期が服用間隔に比べて非常に長い場合

　ジゴキシン錠「NP」の添付文書（図5）によれば，ジゴキシンの生物学的半減期（$t_{1/2}$）は約40時間になっていますから，生物学的半減期を40時間として，1日1回0.25mgを投与した場合の血中濃度推移をシミュレーションすると図6のようになります（分布容積を9.5L/kg，体重60kgとしました）。

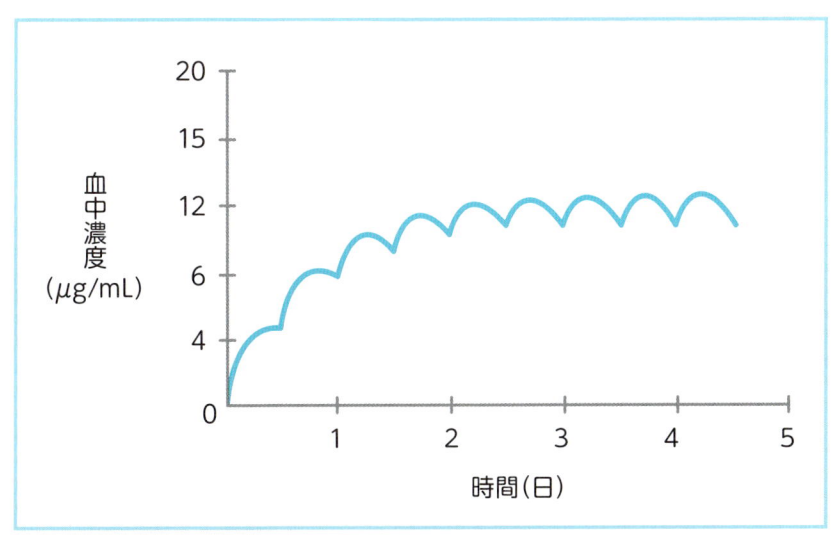

図4 テオフィリン徐放錠「サワイ」を反復投与したときの血中濃度推移のシミュレーション

	判定パラメータ		参考パラメータ	
	AUC₀→96hr (ng·hr/mL)	Cmax (ng/mL)	Tmax (hr)	t₁/₂ (hr)
ジゴキシン錠 0.25mg「NP」	15.34±4.42	1.39±0.50	1.2±0.5	42.1±20.4
標準製剤 (錠剤、0.25mg)	15.41±3.82	1.38±0.56	1.0±0.5	40.0±20.4

(Mean±S.D., n=20)

図5 ジゴキシン錠「NP」の薬物動態の項(抜粋)

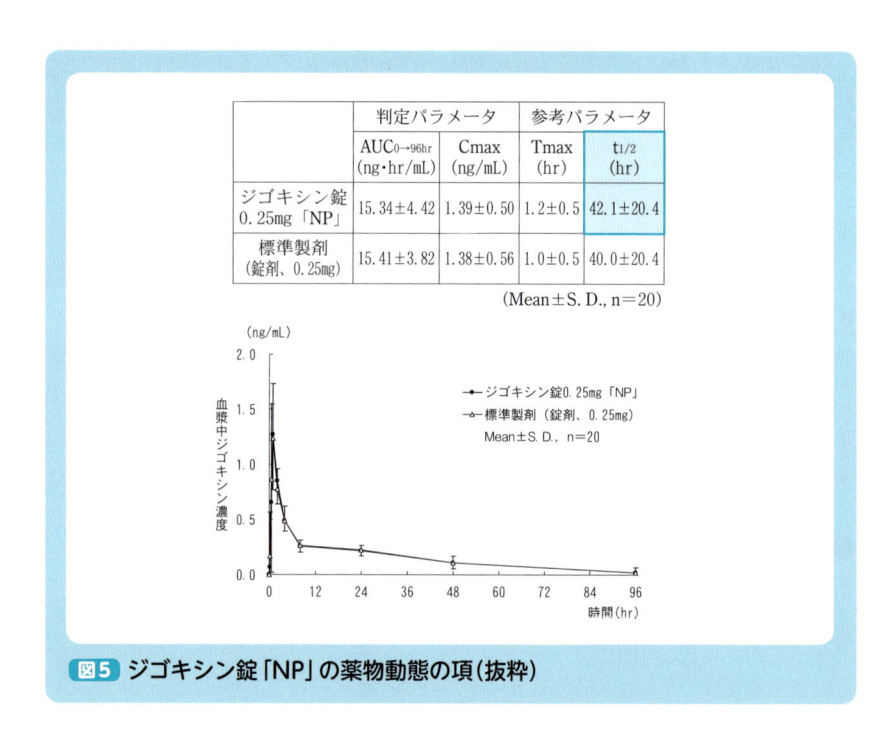

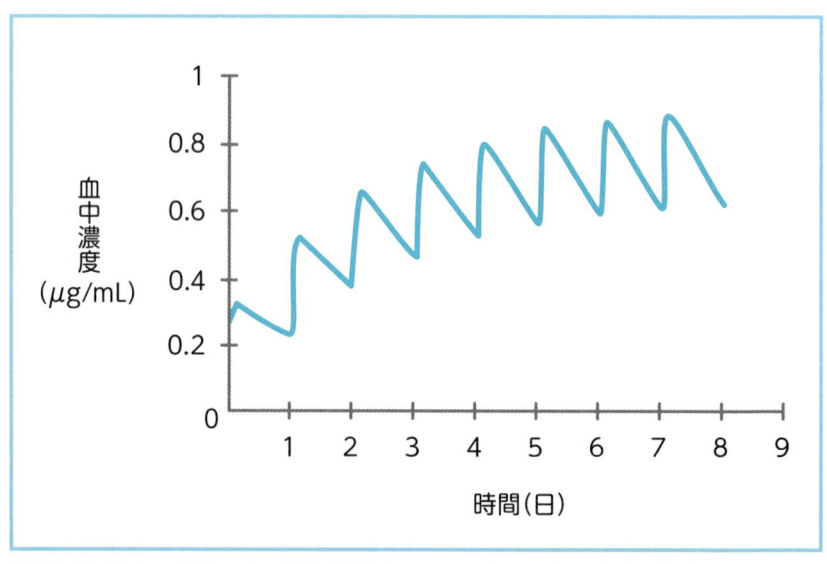

図6 ジゴキシン錠「NP」の薬物動態パラメータを用いた血中濃度推移のシミュレーション

この結果から，やはり定常状態になるまでに生物学的半減期の4～5倍の6～8日（40時間×4～5）かかることがわかります。

> 生物学的半減期と投与間隔を比べて，同じくらいか半減期が長いような薬物の場合，定常状態になるには，半減期の4～5倍を見込んでおけばいいんですね。

> そうです。その頃には薬の効きめが安定してくるといえるでしょう。

> あと，生物学的半減期が投与間隔よりずっと長い場合は，定常状態になるまでに血中濃度が増加し続けるから副作用に気をつけないといけませんね。

> どのように活用すればよいか，わかってきたようですね。

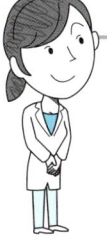

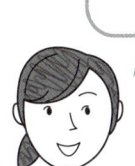

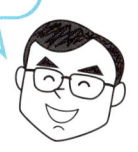

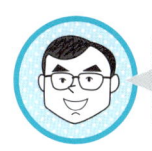

生物学的半減期の使い道はそれだけじゃありません

では，ほかに生物学的半減期の使い方はあるでしょうか？
24頁でも示したジスロマック（アジスロマイシン水和物）から，今度は成人用ドライシロップの添付文書を見てみます（図7）。

健康成人に本剤2g（力価）を単回投与又はアジスロマイシン250 mg錠を500 mg（力価）1日1回、3日間投与したときのアジスロマイシンの薬物動態パラメータ

製剤	C_max (μg/mL)	AUC_0-24 (μg·h/mL)	AUC_0-last (μg·h/mL)	T_max (h)	t_1/2 (h)
本剤	1.24 ± 0.20	9.39 ± 1.94	16.6 ± 4.48	2.5 (1.0–6.0)	66.2 ± 8.24
アジスロマイシン 250 mg錠	0.69 ± 0.25	3.07 ± 0.85	16.3 ± 4.51	2.0 (1.0–3.0)	65.6 ± 8.58

N=12、平均値±標準偏差、ただしT_maxは中央値（範囲）

図7 ジスロマックSR成人用ドライシロップ（アジスロマイシン水和物ドライシロップ）の薬物動態の項（抜粋）

　生物学的半減期（$t_{1/2}$）は66時間と非常に長くなっています。この薬物はインタビューフォーム（IF）によると、分布容積は31L/kgとなっています。60kgの人だと1,860Lになりますから、体内の水分量よりもずっと大きな分布容積です。これらの結果から、ジスロマックは非常に組織移行性が高く、血液中にあまり存在しない性質の薬物であると想像できます。事実、ジスロマック錠（250mg）は血液中からの消失が遅く、3日間飲めば1週間有効性を発揮します。一般に、生物学的半減期が長ければ効果が長く続くと考えられますが、そうならない例もあります。その場合の添付文書の読み方については2章-4で触れたいと思います。

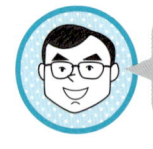

> さらに、生物学的半減期×4を計算すると……

　生物学的半減期は、投与を中止してから薬物の効果がなくなるまでにどのくらいかかるかを推定するときにも使えます。おおざっぱにいって、有効血中濃度の1/10以下になればほとんどの薬物の効果はなくなると考えられています。投与を中止してから血中濃度が1/10以下になるまでには、生物学

的半減期の4〜5倍の時間がかかります。半減期の4倍とすると半分の半分の半分の半分（1/2 × 1/2 × 1/2 × 1/2）ですから血中濃度は1/16になっているはずです。投与中止後これくらいの時間が経過すれば，血液中の薬物はほとんどなくなったと考えてもよいと思われます。

　しかし，単回投与と反復投与の生物学的半減期（$t_{1/2}$）が異なる分布容積の大きな薬物については注意が必要です。アンカロン（アミオダロン塩酸塩）の錠剤の添付文書には図8のような記載があります。単回投与の未変化体の生物学的半減期は13.4時間ですが，添付文書ではさらに「（参考）外国人による成績」として「血漿からの消失半減期は，19〜53日と極めて長かった。これはdeep stock compartmentである脂肪からの緩慢な消失による。脂肪の他に，肝及び肺に高く分布し，脳への移行は低かった」とあります。インタビューフォームでも「（2カ月以上反復投与したあとの）投与中止後の血漿からの消失は緩慢でその半減期は平均30.9日であった」と記されています。このように，アンカロンは組織移行性が非常に高く（分布容積が大きく），投与開始後の血中濃度の減少は，体外に排泄されたのではなく，活性代謝物に変換されたり，脂肪組織などに移行して蓄えられることによるものと考えられます。その結果，血液中（血漿）からの消失が非常に長くなっています。消

1. 血中濃度[1]

患者8名にアンカロン400mgを単回経口投与したデータを示す。

	C_{max} (μg/mL)	T_{max} (hr)	$T_{1/2}$ (hr)	AUC (μg・hr/mL)
患者（n=8）	1.194	4.6	13.4	9.725

2. 分布[2]

（参考）外国人による成績：

血漿からの消失半減期は、19〜53日と極めて長かった。これはdeep stock compartmentである脂肪からの緩慢な消失による。脂肪の他に、肝及び肺に高く分布し、脳への移行は低かった。

〔アンカロン錠100 添付文書，2015年9月改訂（第22版）〕

図8 アンカロン錠（アミオダロン塩酸塩錠）の薬物動態の項（抜粋）

失半減期が平均約 1 カ月だとすると，その 4 〜 5 倍，すなわち，数カ月経ってもまだ血液中にアンカロンが残っている可能性があります。アンカロンは他の薬物と相互作用が多い薬物ですので，投与を中止しても相互作用に注意する必要があるわけです。

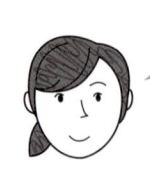

> 薬物動態パラメータの表だけじゃなくて，それ以外の部分にも重要な情報があるんですね。さらに，インタビューフォームには添付文書にない情報も載っているので気をつけないと。

> 添付文書で，何か気になる情報があったら，インタビューフォームに詳しい情報がないか，あるいは審査報告書ではその部分についてどんなやりとりが記録されているかなど，幅広く確かめることも大切ですね。

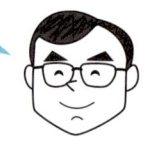

　さて，高齢者で生物学的半減期が長くなるような薬物は，蓄積性が問題となることがあります。投与を続けると思わぬ血中濃度の上昇によって副作用が出やすくなりますので，注意が必要です。

　たとえば，分布容積が大きいパキシル（パロキセチン塩酸塩水和物）は，健康成人では単回投与後の生物学的半減期は約 10 時間ですが，健康高齢者では 18 時間に伸びています（**図 9**）。高齢者では，定常状態になるまでに時間がかかるので，安定した効果を期待するのに少し時間がかかりそうです。一方で，継続投与すると，血中濃度が思ったよりも高くなって副作用を起こしてしまうおそれもあります。

　また，これから何度も出てきますが，アムロジン（アムロジピンベシル酸塩）でも同じような表現で，高齢者の血漿中濃度半減期が長くなる現象が添付文書に出てきます（**図 10**）。

健康成人(21〜27歳)に本剤20mgを1日1回10日間反復経口投与した時の血漿中濃度は、初回投与5時間後にCmax12.5ng/mLに達し、T_{1/2}は約10時間であった。Cminは反復投与7日目に定常状態(約23ng/mL)に達した。反復投与時の血漿中濃度は、最終投与5時間後にCmax59.5ng/mLに達し、T_{1/2}は約15時間であった[4]。

健康高齢者(65〜80歳)に本剤20mgを単回経口投与した時の血漿中濃度は投与約6時間後にCmax7.3ng/mLに達し、T_{1/2}は約18時間であった[5]。

図9 パキシル錠(パロキセチン塩酸塩水和物錠)の薬物動態の項(抜粋)

	老年高血圧症患者		若年健常者	
	単回投与時	連続投与時	単回投与時	連続投与時
Cmax (ng/mL)	4.24±0.08§§	14.9±2.2§	2.63±0.35	7.51±0.32
Tmax (hr)	7.2±0.49	8.0±1.8	6.7±0.42	8.0±0.7
T_{1/2} (hr)	37.5±6.0	47.4±11.3	27.7±4.6	34.7±2.7
AUC_{0〜48hr} (ng・hr/mL)	116.9±8.4§§	—	63.2±5.5	—

平均値±標準誤差
§$p<0.05$, §§$p<0.01$ (vs 健常者)

図10 アムロジン錠(アムロジピンベシル酸塩錠)の薬物動態の項(抜粋)

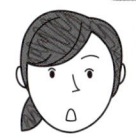

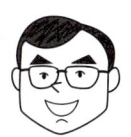

ちょっと質問してもいいですか？

どうしました？

静脈注射のときは「薬物はみんな血液中に入る」というのは理解できます。でも，経口投与した場合も，薬物はみんな血液中に入るんですか？

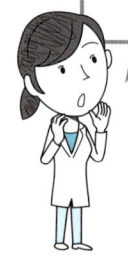

いえ，そんなことはありません。前に示したシミュレーションの例では，話を簡単にするために，吸収がよくて投与した薬物はすべて血液中に入った（吸収された）と仮定しましたが，静脈注射以外では，投与された薬物が100％吸収されるわけではありません。

次は薬物の吸収量を示すパラメータであるバイオアベイラビリティーとAUCについて説明します。

まとめ

★ 生物学的半減期と投与間隔の関係から薬物の血中濃度推移は予想が可能。

★ 生物学的半減期が投与間隔よりも十分短い場合は，次回の投与時には血中濃度はかなり下がっている。次回投与前の有効性のモニターが有効。

★ 生物学的半減期が投与間隔と同じかそれよりも長いときは，定常状態になるまで生物学的半減期の4〜5倍の時間がかかる。その頃になれば安定した効果が期待できる。

★ 生物学的半減期が投与間隔よりもずっと長い場合は，定常状態になるまでに時間がかかるとともに，定常状態になるまで血中濃度は徐々に増加する。投与を継続している間に副作用の発現がないかについてモニターが必要。

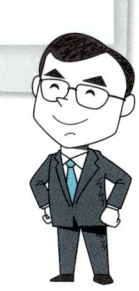

国試でフォローアップ〈2〉

消失速度定数はなかなか歯ごたえがあって，少しくたびれてきました。

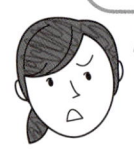

では一休みして，試験問題を解いてみましょう。

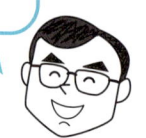

どこが一休みなんですか！

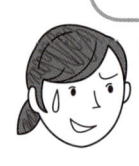

> **問1** バンコマイシン塩酸塩1gを点滴静注して血清中濃度を測定したところ，投与終了4時間後に27.6μg/mL，12時間後に6.9μg/mLであった。バンコマイシンの消失半減期(h)を求めよ。ただし，バンコマイシンの薬物動態は1コンパートメントモデルで表されるものとする。
>
> （第97回試験より改変）

まさか，バンコマイシンの薬物動態を1コンパートメントモデルで考えること自体間違っている，なんて答えじゃありませんよね。

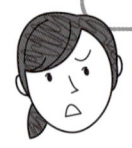

ありません。さて、4時間後から12時間後の間、すなわち8時間で血中濃度がちょうど1/4になっています。半減期の2倍経過するのに、8時間かかっていることになりますから、消失半減期は4時間ということになります。なお、投与直後の初濃度は4時間後の1半減期前ですから、27.6 × 2 = 55.2μg/mL と求めることができます。

答え 4h

問2 薬物 A, B, C, D を同じ投与量で急速静脈内投与したところ、下図のような血漿中濃度推移が得られた。消失速度定数が最も大きな値である薬物はどれか。

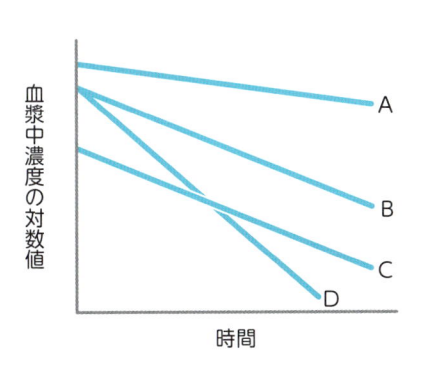

(第99回試験より改変)

あれ，どこかで見たような……。

前に出したときは分布容積を考えてもらいました。今度は消失速度定数です。右下がりの傾きが最も大きい薬物が消失速度定数が最も大きいことになりますので，このなかではDの消失速度定数が最も大きいといえます。

答え　D

問3　下の各図のAは，ある薬剤を単回経口投与したときの血中濃度時間曲線であり，この場合，薬物は100％吸収されるものとする。Bはその剤形を変えることで，この薬物の見かけの吸収速度定数が低下したときの血中濃度時間曲線である。

ただし，この薬物の薬物動態は1コンパートメント線形モデルに従い，剤形を変えても消失速度定数は，変化しないものとする。

また，A，Bいずれの場合も薬物の投与量は同一であり，吸収速度定数は，消失速度定数よりも大きいものとする。Bに関する正しい図はどれか。

国試でフォローアップ〈2〉

1　(グラフ：血中濃度 vs 時間、A、B)
2　(グラフ：血中濃度 vs 時間、A、B)
3　(グラフ：血中濃度 vs 時間、A、B)
4　(グラフ：血中濃度 vs 時間、A、B)
5　(グラフ：血中濃度 vs 時間、A、B)

（第83回試験より改変）

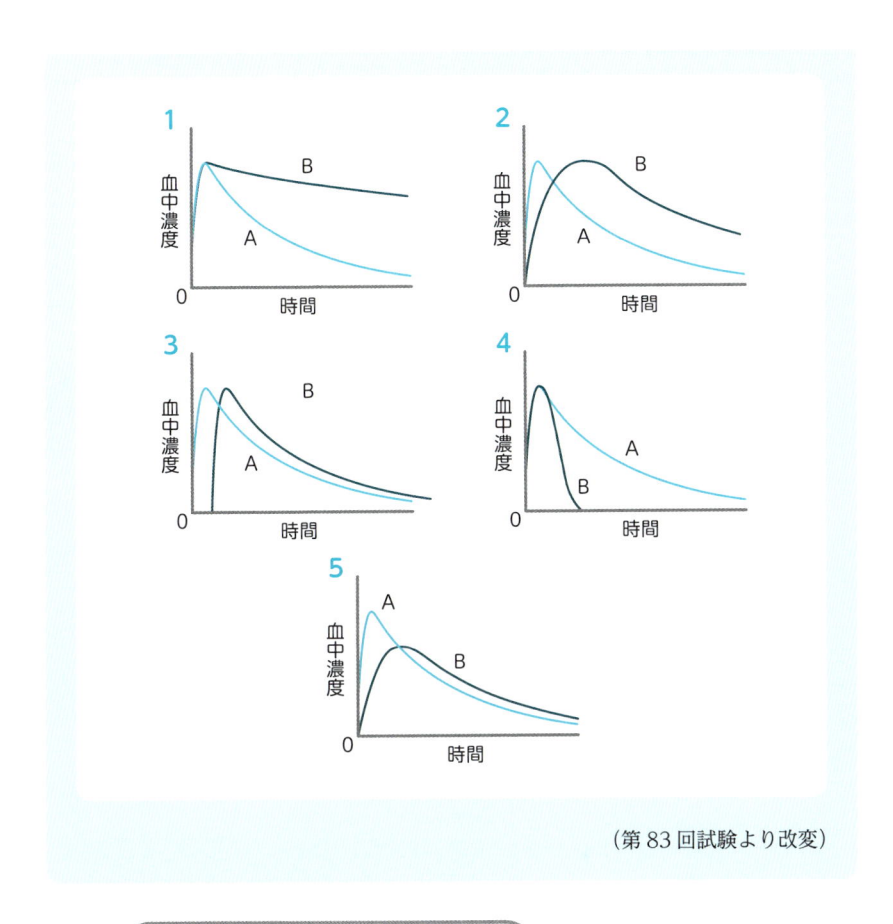

こんな難しい問題が出るんですね！

AとBのグラフの形にどんな違いが生じるかを考える問題です。考えなければいけないポイントがいくつかあるので，ややこしく見えますが，1つずつ考えていきましょう。

まず，A，Bともに100％吸収されるということですから，AUCの大きさは等しくなります。また，消失速度定数は変化しないので，吸収が終了した後の血中濃度の下がり方は同じになります。一方，吸収速度定数が遅くなるとt_{max}が遅くなりますが，AUCの大きさが変わらないとすると，C_{max}は小さくなるはずです。したがって……

答え 5

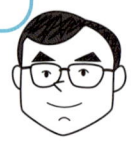

1章 5

飲んだ薬のうち,どれくらいの量が血液中に入っていくのでしょう?

バイオアベイラビリティーと血中濃度曲線下面積(AUC)

> さて,今度はバイオアベイラビリティーとAUCについてですね。

> これらのパラメータは薬物動態でもポピュラーなコトバですから,知らないヒトはいないと思いますが,ではそれをどう活用するか,ちょっと詳しく説明しましょう。

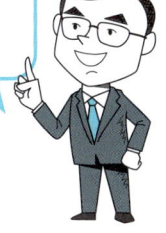

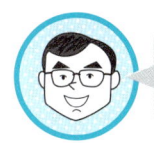

ヒトに投与された薬物のうち,どれだけが血液中に入ったかを表すのがバイオアベイラビリティーとAUCです

経口投与や直腸内投与された薬物のすべてが吸収されて血液中に入るとは限りません。一部分は吸収されずにそのまま糞便中に出てしまうものもあります。また,小腸で体内に取り込まれた薬物はいったん肝臓を通って,血液

中に入り（吸収され）ます。一度肝臓を通過する際に代謝されてしまう薬物もあります〔これを初回通過効果（FPE：first pass effect）といいます〕。初回通過効果が大きい薬物はいったん体内に取り込まれても血液中に入る前に代謝されてしまいますから，血液中には入らないことになります。

　血液中に入った薬物は，血中濃度として測定できます。投与した薬物のうち，どのくらいの割合の薬物が血液中に入ったかを調べるには，血中濃度曲線下面積（AUC：Area Under the Curve）を見ます。実験的には，静脈注射した場合のAUCと同じ投与量を他の経路で投与した後のAUCを比較して求めます。この割合を生物学的利用率（生物学的利用能）またはバイオアベイラビリティーといいます。

　ある量の薬物を静脈注射で投与した後のAUCは100％吸収された後のAUCになります。この面積をたとえば100としましょう。一方，同じ量の薬物を経口投与してAUCを求めたところ，AUCの面積は60だったとします（図1）。この場合，この薬物の経口投与時のバイオアベイラビリティーは60％ということになります。

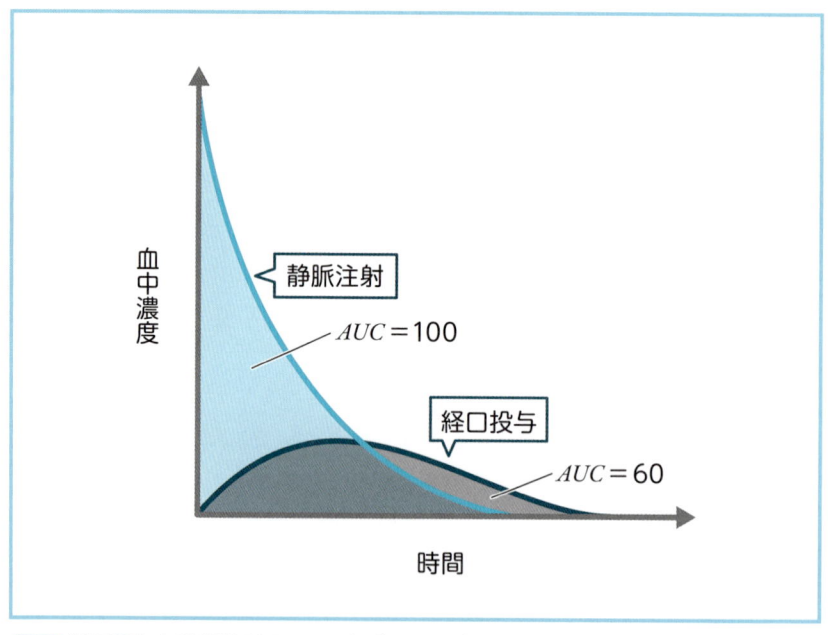

図1 経口投与と静脈注射のAUCをグラフにすると……

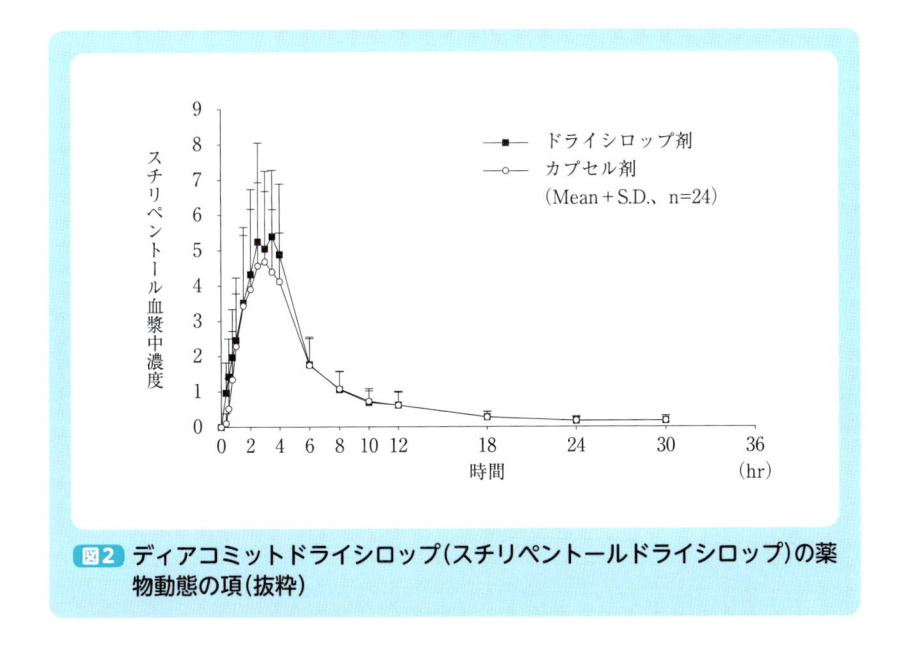

図2 ディアコミットドライシロップ（スチリペントールドライシロップ）の薬物動態の項（抜粋）

　静脈注射後の AUC と経口投与後の AUC が等しければ，100％吸収されたと考えることができるわけです。添付文書で，このようにしてバイオアベイラビリティーを比較した例は見当たりませんが，製剤間でバイオアベイラビリティーが等しいことを比較している例があります（図2）。

　ディアコミット（スチリペントール）のドライシロップ剤とカプセル剤の AUC を比較しています。AUC はほとんど変わりませんから，両製剤のバイオアベイラビリティーはほぼ同じと推定することができます。すなわち，吸収量は製剤間で変わらないことがわかります。

　AUC は，ジェネリック医薬品と先発医薬品の同等性を比較するときにも利用されます（図3）。プロプラノロール塩酸塩徐放カプセルのジェネリック医薬品と標準製剤（先発品）投与後の AUC を比較して，ほぼ同じで吸収率は変わらないことから生物学的同等性を証明しています。

　普通は，投与量を2倍にすれば AUC も2倍になります。しかし，そうならない場合もあります。投与量と AUC の関係を見ると，別の情報を得ることができますが，それは**2章**で触れることにします。

食後経口投与後の血中濃度曲線

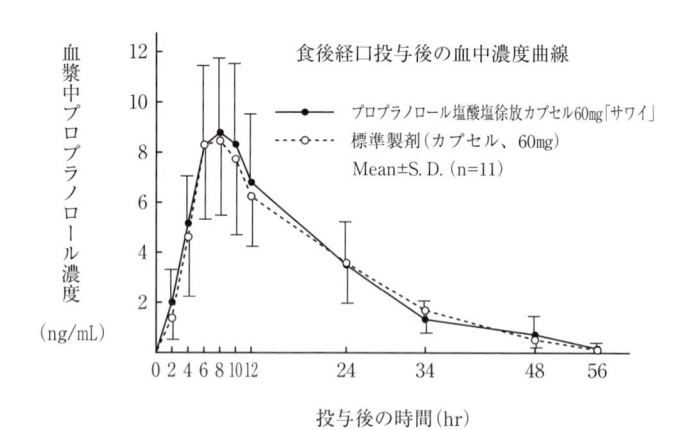

縦軸：血漿中プロプラノロール濃度（ng/mL）
横軸：投与後の時間（hr）

凡例：
- ●—● プロプラノロール塩酸塩徐放カプセル60mg「サワイ」
- ○- -○ 標準製剤（カプセル、60mg）

Mean±S.D. (n=11)

		C_{max} (ng/mL)	T_{max} (hr)	$T_{1/2}$ (hr)	AUC_{0-56hr} (ng·hr/mL)
食後投与	プロプラノロール塩酸塩徐放カプセル60mg「サワイ」	9.83±3.22	7.6±1.5	9.7+2.6	176.0±65.2
食後投与	標準製剤（カプセル、60mg）	9.22±2.98	7.3±1.3	12.1±7.6	170.7±55.6

（Mean±S.D.）

図3 プロプラノロール塩酸塩徐放カプセル「サワイ」の生物学的同等性試験の項（抜粋）

バイオアベイラビリティーは，投与された薬物のうち吸収された割合なんですね。

たとえば静脈投与後と経口投与（他の投与経路でも同じ）の *AUC* を比較すれば，血液中に入った薬物量を比較することができるわけです。同じ投与量で *AUC* が変化しなければ，吸収された薬物量は同じであると判断できることになります。

> 静脈注射できない薬物の場合はどうやってバイオアベイラビリティーを求めるんでしょう？

> 静脈注射後の AUC と比較して，他の投与経路におけるバイオアベイラビリティーを算出した値を絶対的生物学的利用率と表現します。もし，比較すべき静脈注射後の AUC の結果が得られない場合は，絶対的生物学的利用率は求められません。そのようなときは，ある投与経路で得られた AUC と比較して相対的生物学的利用率を求めることがあります。

> たとえば，イミグラン点鼻液（スマトリプタン）では，「皮下投与に対する相対的生物学的利用率が約16％であった」との記載があります。この場合は，点鼻投与した場合の生物学的利用率が皮下投与した場合に比べて約16％だったことを示しています。

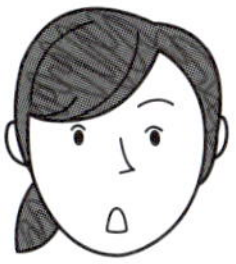

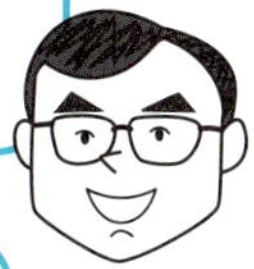

薬物のなかには，生物学的利用率が非常に低いものもあります。フォサマック（アレンドロン酸ナトリウム）の添付文書では，図4 のような記載があります。

対象	尿中排泄率# （％） 静脈内投与	尿中排泄率# （％） 経口投与	生物学的利用率# （％）
非高齢者	44.7	1.11	2.49
高齢者	44.1	1.25	2.83

＃：幾何平均

図4 フォサマック錠（アレンドロン酸ナトリウム錠）の薬物動態の項（抜粋）

生物学的利用率の値から，この薬は投与量の2.5％ほどしか吸収されないことがわかります。そのため，少しでも吸収量を確保するために，用法に，「服用後少なくとも30分は横にならず，飲食（水を除く）並びに他の薬剤の経口摂取も避けること」とあります（これは，食道や局所への副作用の可能性を低下させるためでもあります）。また，用法用量に関連する使用上の注意には，「本剤は水のみで服用すること。水以外の飲み物（Ca，Mg等の含量の特に高いミネラルウォーターを含む），食物及び他の薬剤と一緒に服用すると，吸収を抑制するおそれがある」との記載があり，服用方法に注意が必要な薬物であることがわかります。

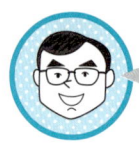

「いつでも誰でも AUC は同じ」ということはありません

　薬によっては，患者さんの特性によって，生物学的半減期や AUC が変化することがあります。図5はアムロジン（アムロジピンベシル酸塩）の高齢者の高血圧患者と若年健常者とを比較した表です。高齢者において生物学的半減期（$t_{1/2}$），AUC ともに大きくなっています。この結果から，高齢者では血圧降下作用が若年者に比べて強く出やすく，また，作用も長時間続くことが予想されます。その結果を受けて，高齢者への投与の項には「高齢者では一般に過度の降圧は好ましくないとされていること及び高齢者での体内動態

	老年高血圧症患者		若年健常者	
	単回投与時	連続投与時	単回投与時	連続投与時
Cmax (ng/mL)	4.24±0.08§§	14.9±2.2§	2.63±0.35	7.51±0.32
Tmax (hr)	7.2±0.49	8.0±1.8	6.7±0.42	8.0±0.7
T½ (hr)	37.5±6.0	47.4±11.3	27.7±4.6	34.7±2.7
AUC₀〜48hr (ng·hr/mL)	116.9±8.4§§	—	63.2±5.5	—

平均値±標準誤差
§p＜0.05，§§p＜0.01（vs 健常者）

図5 アムロジン錠（アムロジピンベシル酸塩錠）の薬物動態の項（抜粋）

試験で血中濃度が高く，血中濃度半減期が長くなる傾向が認められているので，低用量（2.5mg/日）から投与を開始するなど患者の状態を観察しながら慎重に投与すること」と記載されています．

おそらく，高齢者では，血中濃度が高くなりがちで，ふらつきやめまいなどの，アムロジンの血圧降下作用が強く発現したときの副作用が生じやすいのだと考えられます．

AUC と同時に C_{max} と t_{max} の話もここでしておきましょう．C_{max} は投与後の最高血中濃度，t_{max} は投与後の最高血中濃度到達時間です．アムロジンの例（図5）では，高齢者では C_{max} が大きくなっていますが，t_{max} も少し大きくなっています．しかし，この程度の差（平均値±標準誤差の範囲が重なるくらい）なら，t_{max} には年齢による大きな影響はないと思ってもよいでしょう．ただ，高齢者では AUC，C_{max} ともにかなり大きくなっていますので，作用が強く出てきてしまうことが心配されます．

ほかには，メトグルコ（メトホルミン塩酸塩）での健康高齢者と健康非高齢者の薬物動態の比較の例があります（**図6**）．ここでも，高齢者では C_{max} と AUC が大きくなっていますので，高齢者では作用が強く出る可能性があります．それを受けて，高齢者への投与の項には「高齢者では，腎機能，肝機能等が低下していることが多く，また脱水症状を起こしやすい．これらの状態では乳酸アシドーシスを起こしやすいので，以下の点に注意すること」という記載があります．

	T_{max} (h)	C_{max} (ng/mL)	AUC_{0-48} (ng·h/mL)	$T_{1/2}$ (h)
健康高齢者（12例）	2.5 ± 1.1	1,935 ± 633	14,236 ± 3,927	4.5 ± 1.0
健康非高齢者（6例）	2.9 ± 1.3	1,204 ± 367	8,907 ± 2,325	3.5 ± 0.6

平均値±標準偏差

図6　メトグルコ錠（メトホルミン塩酸塩錠）の薬物動態の項（抜粋）

たしかに高齢者は最高血中濃度（C_{max}）も AUC も非高齢者より高くなっていますね。その影響か，生物学的半減期（$t_{1/2}$）も長めになっているようです。

添付文書で，高齢者の投与に関する注意が記載されているものは多数ありますが，この例のように根拠が明示されているとわかりやすいですね。

　次に，生物学的半減期，t_{max}，C_{max} などの情報を総合して考えると役立つ例をご紹介します。
　多くの非ステロイド性抗炎症薬（NSAIDs）には1日1回，2回，3回服用の薬があります。それがどのように決まっているかを，薬物動態から見てみたいと思います。
　表1を見ると，生物学的半減期（$t_{1/2}$）が2時間程度と短いNSAIDs〔ブルフェン（イブプロフェン），ロキソニン（ロキソプロフェンナトリウム），ボルタレン（ジクロフェナク）〕は1日3回服用になっています。生物学的半減期が少し長いハイペン（エトドラク）やセレコックス（セレコキシブ）は1日2回，さらに半減期が長いモービック（メロキシカム）は1日1回の服用になります。t_{max} で比較しますと，最も早く鎮痛効果が期待できそうなのはロキソニンで，モービックは定常状態になるのに時間がかかりますので安定な作用発現まで少し時間がかかりそうだということがわかります。
　このように同じ効果の薬物を並べてみると，それぞれの薬物の特徴が見えてきます。薬物動態の情報を参考に，効果が現れてくる時間や作用の持続時間などをわかりやすく患者さんに説明ができるとよいですね。

表1 NSAIDs の薬物動態

薬物名	C_{max} (μg/mL)	t_{max} (hr)	$t_{1/2}$ (hr)	投与方法	表示
ブルフェン錠 (イブプロフェン錠)	16.6 ± 0.9	2.1 ± 0.2	1.8 ± 0.1	1日3回 服用	平均値± 標準誤差, n = 14
ロキソニン錠 (ロキソプロフェン ナトリウム錠)	5.04 ± 0.27	0.45 ± 0.03	1.22 ± 0.07	1日3回 服用	n = 16, Mean ± SE
ボルタレン錠 (ジクロフェナク錠)	415 ± 57ng/mL	2.72 ± 0.55	1.2	1日3回 服用	n = 9, 平均± SE
ハイペン錠 (エトドラク錠)	12.2 ± 0.8	1.4 ± 0.2	6.03	1日2回 服用	平均値± 標準誤差 (n = 5)
セレコックス錠 (セレコキシブ錠)： 100mg	553 ± 212.2ng/mL	2 ± 1.4	7 ± 3.2	1日2回 服用	平均値± 標準偏差
モービック (メロキシカム)	0.741 ± 0.101	8.0 ± 8.0	28.7 ± 5.6	1日1回 服用	平均値± S.D., n = 12

> 薬物動態パラメータを見れば，その薬物を1日何回飲まなければならないかを理解できることがあるんですね。

> 単に添付文書に1日1回と書かれているから，1日1回服用してくださいではなく，それがなぜなのかを，t_{max} や $t_{1/2}$ などから体の中の薬物の動きを予測して説明できるようになるといいですね。

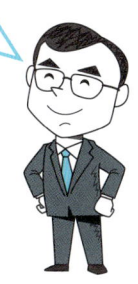

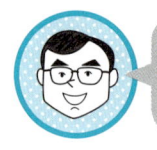

おまけ：薬物動態パラメータを読むときに知っておきたい「ばらつき」

　薬物動態パラメータは，一般にばらつきが大きいとされます。ちなみに，薬物動態パラメータを求める試験では10人程度の被験者に薬を飲んでもらい，決められた時間に採血して血中濃度を測定します。このように，連続的に血中濃度を測定するわけではなく，飛び飛びの時間で採血したときの値として得られますので，ちょうど最高血中濃度に達した時間に採血するのは不可能な気がしてきます。だとすると，どうやって最高血中濃度や最高血中濃度到達時間を求めるのでしょうか？

　実際には，適当なモデル式に当てはめて最高血中濃度や最高血中濃度到達時間を求めます。したがって，添付文書に表示されている C_{max} や t_{max} の値は，実際に観測した値ではなく，シミュレーションで求めた値なのです。そのため，C_{max} や t_{max} の値にはそもそも誤差が入り込みやすくなっています。ですから，あまり小さい差にはこだわる必要はないと思います。

> 添付文書の血中濃度推移のグラフを見ると，すべてのヒトの血中濃度の推移がそのグラフどおりになっているような気になっちゃいますよね。

> さすがに最近はそのような誤解は減ってきたと思いますけど，昔は誤解に基づく議論もありました。

表2 アジルバ錠（アジルサルタン錠）とサインバルタカプセル（デュロキセチン塩酸塩カプセル）の C_{max} の値（平均値±標準偏差）

薬物名	投与量 (mg)	C_{max} (ng/mL)
アジルバ錠	20	2,020.1 ± 496.1
	40	4,707.8 ± 1,048.3
サインバルタカプセル	10	12.08 ± 10.09

　平均値と標準偏差で表示されているパラメータから，測定した値がどのくらいばらついていたかを想像する方法があります。正規分布というコトバを聞いたことがあると思います。正規分布は平均値を中心に左右対称に釣り鐘型に分布しています。正規分布の特徴として，平均値±2×標準偏差の範囲にデータ全体の約95％が存在することが知られています。つまり，データの分布が正規分布であれば，ほとんどのデータはこの平均値±2×標準偏差の範囲に入ることになります。

　このへんの考え方は拙著『添付文書がちゃんと読める統計学』を参考にしていただけるとさらに理解が深まると思います。

　表2は，アジルバ（アジルサルタン）とサインバルタ（デュロキセチン塩酸塩）の単回投与後の最高血中濃度（C_{max}）のデータの一部です。アジルバでは，20mg投与後の最高血中濃度（C_{max}）は2,020.1 ± 496.1ng/mLです。データが正規分布していれば，ほとんどのデータは，最高血中濃度は平均値±2×標準偏差の範囲である1,000ng/mLから3,000ng/mLの範囲にありそうです。この場合は，この範囲に矛盾はありません。

　一方，サインバルタの場合，C_{max} は12.08 ± 10.09ですから，平均値±2×標準偏差の範囲を求めると，−8〜32ng/mLとなります。もちろん血中濃度がマイナスになることはありません。このようにあり得ない値（この場合は負の値）になるような場合は，元のデータは正規分布から大きく外れていると考えられます。具体的には，平均値±2×標準偏差の範囲がマイナスになる場合は，元のデータは，大きい値のほうに裾を引いた分布になっています（**図7**）。すなわち，使用したデータのなかには平均値＋2×標準偏差よりもかなり大きな値があったことを示しています。

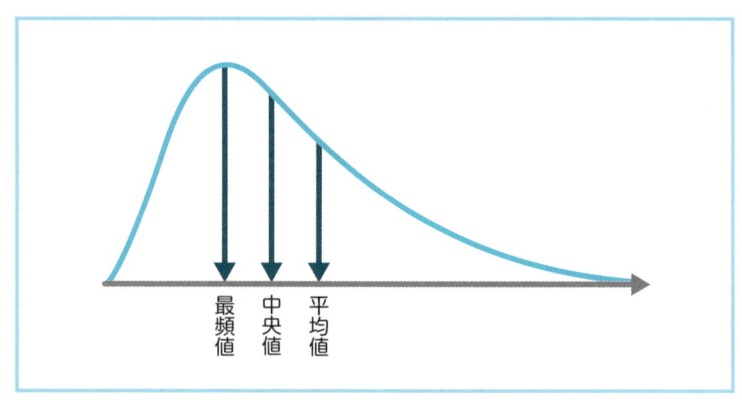

図7 大きな値のほうに長く裾を引いた集団の場合，平均値よりも小さな値のデータが多くなる

　では，イメージをつかむために，どのくらいばらつきがあるか推定してみましょう．負の値にならないようにして，平均値と標準偏差がほぼ上記の値になるようにシミュレーションしてみました（**表3**）．

表3 アジルバ（アジルサルタン）とサインバルタ（デュロキセチン塩酸塩）の C_{max} のばらつきのシミュレーション

アジルバのデータ（2,020 ± 496ng/mL）に基づくシミュレーション	サインバルタのデータ（12.1 ± 10.1ng/mL）に基づくシミュレーション
1,693	3.1
1,798	4.0
1,802	9.3
1,876	10.0
2,023	10.3
2,026	13.1
2,080	18.2
2,212	34.8
3,345	

実際は，表に書かれたようなデータになっていたとは考えられませんが，生データがどのくらいばらついているのかを想像する1つの手がかりになると思います。

　これを見ると，アジルバはデータが平均値（2,020ng/mL）の周りに分布していますが，サインバルタは，平均値からのばらつきがかなり大きいことが見てとれます。サインバルタでは，平均値の3倍の値を示したデータもあった可能性があることを示しています。平均値に対して標準偏差が大きい場合には，元のデータが正規分布していなかった可能性が高いことを知っておくとよいと思います。

　もう1つ気づいていただきたいのは，サインバルタの平均値と各値の関係です。実は値が大きいほうに裾を引いた分布になっている場合は，平均値よりも低い値のほうが多いのです。表3も見て確認してください。このシミュレーションでも平均値よりも大きな値は3つしかありません。この情報も平均値と標準偏差を見るときに使えます。

> ばらつきが大きい値を基にした平均値を，特定のヒトにそのままあてはめて考えるのは危険なんですね。

> おおまかな傾向をつかむことはできますから，参考にするのは大事なことですが，あくまで参考として考えるのがいいと思いますよ。

> ところで，正規分布していない集団なのに，平均±標準偏差を求めることに意味があるんですか？

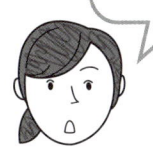

数値データ(たとえば身長)のデータを集めたら次に何をしますか？

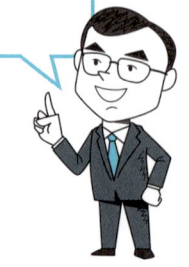

むむむ，質問返しですね。え〜と，まず平均値を求めると思います。

なぜ平均値を求めるんでしょう？

だって，普通そうしませんか？

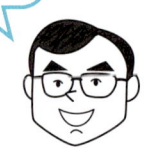

　平均値を求める意味は，得られたデータがどのあたりを中心に分布して（ばらついて）いるかを1つの値で代表させるためです。でも，平均値を求めたら次はデータがどのくらいばらついているか知りたくなりますよね。それを表しているのが標準偏差です。この2つの数字があれば，どのあたりを中心にどのくらいばらついているかを示すことができます(図8)。

　正規分布から大きくはずれたデータを平均値と標準偏差で表現するのは適切ではありません。しかし，たった2つの値でデータの分布の状態を表すことができるので非常に便利です。その代わり，私たちはその値を見て，元データがどんな分布をしているかを想像する力が必要になりますね。

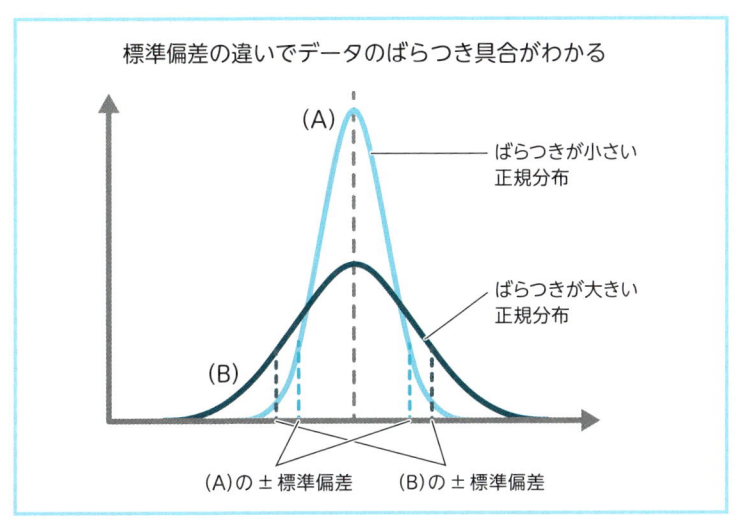

図8 標準偏差と分布の関係

> ### まとめ
>
> ★ 消失速度定数は，血中薬物濃度が減少していく速度に比例した値である。
>
> ★ 生物学的半減期の4〜5倍の時間が経過すると血中濃度は定常状態になる。
>
> ★ 薬物の効果がなくなるまでには生物学的半減期の4〜5倍の時間が必要である。
>
> ★ バイオアベイラビリティーとは，投与した薬物のうち血中に入った薬物の割合をいう。
>
> ★ 生物学的半減期，t_{max}，C_{max}，AUC を組み合わせて考えると，作用が現れる時間や用法・用量の理由が説明できることがある。
>
> ★ 投与量が同じで C_{max} と AUC が同程度なら，バイオアベイラビリティーは等しい。

国試でフォローアップ〈3〉

バイオアベイラビリティーも概念的なものなので，なかなかイメージしにくいですね。

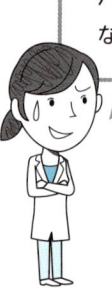

そういうときはおさらい問題で考え方を整理しましょう。

また問題ですか……。

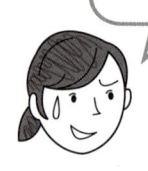

> **問 1　次の記述の正誤を答えよ。**
> 薬物の経口投与量(D)を増加すると，消化管吸収過程に飽和がある薬物の AUC/D は大きくなる。　　　　　　（第 96 回試験より改変）

AUC/D ってなんですか？

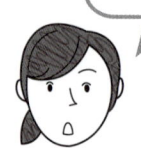

投与量あたりの AUC です。さっきも出てきたように，投与量が増えると，それに比例して AUC が大きくなる薬物もありましたね。しかし，吸収過程に飽和があると，投与量に比例した量の薬物が吸収されなくなります。その結果，AUC は投与量に比例して大きくはならなくなるので，AUC/D（単位投与量あたりの吸収量に相当）は小さくなります。つまり……

答え 誤

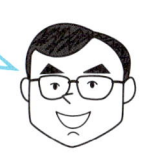

問2 次の記述の正誤を答えよ。

消化管で完全に吸収されて初回通過効果により50%が消失する薬物と，吸収率50%で初回通過効果をまったく受けない薬物のバイオアベイラビリティーは等しい。 （第95回試験より改変）

小腸で吸収されても初回通過効果を受けた薬物は，血液中に入ったことになるのかならないのか，がポイントですね。

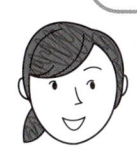

たしかにバイオアベイラビリティーは，血液中に入った量を示す値です。なので，100%吸収されて初回通過効果で50%消失した場合と，吸収率50%で初回通過効果を受けない薬物のバイオアベイラビリティーはいずれも50%で等しいことになります。さっきの言い方でいえば，初回通過効果を受けて代謝された薬物は，血液中には入っていないということです。

答え 正

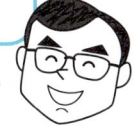

問3 次の記述の正誤を答えよ。

相対的バイオアベイラビリティーは，経口投与時の血中濃度時間曲線下面積（AUC）と静脈内投与時の AUC の比から求める。

(第 95 回試験より改変)

> お，ボーナス問題。そのとおりですね！

> あわてちゃいけません。静脈注射した場合は，投与した薬物がすべて血液中に入った（吸収された）ので，静脈注射後の AUC と比較する AUC は「絶対的バイオアベイラビリティー」になるんですよ。
>
> **答え** 誤

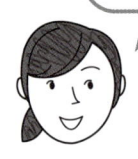

問4 次の記述の正誤を答えよ。

グレープフルーツジュース（GFJ）とともに，ジヒドロピリジン系降圧薬を服用すると，生体利用率（バイオアベイラビリティー）に変化が現れるが，最高血中濃度（C_{max}）には影響がみられない。

(第 87 回試験より改変)

> GFJと薬物の相互作用は一時流行しましたね。

> 食べ物との相互作用も意識しなければいけない，ということを改めて認識させてくれましたね。さて，GFJによって小腸での代謝酵素が阻害されることで，吸収量は増えます。そのため，最高血中濃度（C_{max}）や AUC は，GFJを併用しない場合に比較して大きくなります。ですから……
>
> **答え** 誤

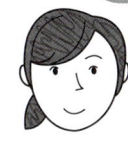

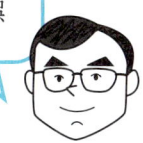

問5 次の記述の正誤を答えよ。

グレープフルーツジュース（GFJ）とともに，ジヒドロピリジン系降圧薬を服用しても，消失半減期にほとんど影響しない。

(第87回試験より改変)

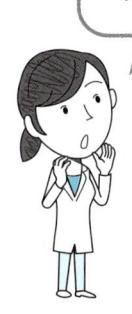

> 今度は消失半減期ですか。影響するのかな。

> 先ほど説明したように，GFJとジヒドロピリジン系降圧薬の相互作用は，小腸での代謝酵素が阻害されることによるので，薬物消失過程には影響しません。そのため，消失半減期にほとんど変化しない，が正解です。
>
> **答え** 正

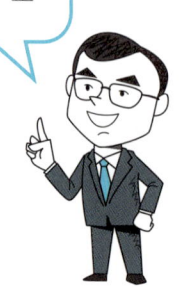

問6 後発医薬品は，先発医薬品と生物学的に同等である必要がある。製剤間の生物学的同等性を規定する薬物動態パラメータはどれか。2つ選べ。

1 分布容積
2 最高血中濃度
3 消失半減期
4 平均滞留時間
5 血中濃度時間曲線下面積

（第98回試験より改変）

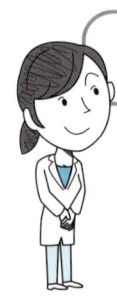

> ここから正誤問題じゃないんですね。

国試でフォローアップ〈3〉

> 後発医薬品の生物学的同等性試験が何を比べているか，意外に理解されていないものです。生物学的同等性試験は，最高血中濃度と血中濃度時間曲線下面積（AUC）を用いて同等性を比較しているんですよ。
>
> **答え** 2と5

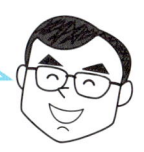

問7 ある薬物をヒトに静脈内投与および経口投与したときのデータを以下に示す。
この薬物のバイオアベイラビリティーを求めよ。ただし，薬物動態は線形1コンパートメントモデルに従うものとする。

	静脈内投与	経口投与
投与量(mg)	100	150
AUC (μg・min/mL)	90	60

（第95回試験より改変）

> うわっ，計算問題だ！

> 落ち着いてください。薬物動態が線形だという点に着目すれば，単純な比例式から求められることがわかりますよ。両者を比較できるよう投与量を同じにした場合を仮定すると，静脈注射で投与量を150mgにすると，AUC は 90 × 1.5 = 135μg・min/mL となります。したがって，経口投与後のバイオアベイラビリティーは 60/135 = 0.444 なので，約44％ですね。
>
> **答え** 44％

1章 6

血液中に入った薬がどうやって代謝・排泄されるかを知る方法はありませんか？

クリアランス（CL）って何？

消失速度定数を生物学的半減期に置き換えることでどのように利用できるかがわかってきました（1章-4）。血液中から薬物が出ていく過程は，分布容積と生物学的半減期だけで説明できそうですね。

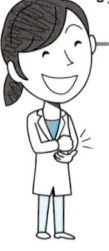

ちょっと待ってください。薬物が体から出ていく過程を示すパラメータには，もう1つ重要なものがあるんです。それが，クリアランス（CL）です。クリアランスは，具体的なイメージがつかみにくいパラメータなので，なんとかわかりやすいイメージでご説明したいと思います。

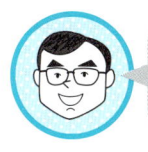

まずは，いつものように添付文書上で
どのように記されているかを見てみましょう

図1，2を見てください。

図1から判断すると，クリアランスが低下すると，AUCが大きくなるようです。AUCは血液中に入った薬物の量を表すパラメータでした（**1章-5**参照）。実は，静脈注射以外の投与経路のAUCは，血液中に入る薬物の量が多くなっても，血液中から出ていく速度が遅くなっても大きくなります。図1や図2の場合，高齢者になると吸収が良くなるとはちょっと考えにくいので，クリアランスが低下したのは血液中から薬物が出ていく速度が遅くなったのが原因と考えられます。

では，クリアランスは何を表しているのか考えていくことにしましょう。

　高齢者では非高齢者に比べてクエチアピンの経口クリアランスが30〜50％低く、AUCは約1.5倍であり、高い血中濃度が持続する傾向が認められている（「薬物動態」の項参照）。

図1 セロクエル錠（クエチアピンフマル酸塩錠）の使用上の注意の項（抜粋）

高齢者への投与
高齢者は一般的に生理機能が低下しており、また、本剤のクリアランスを低下させる要因であるので、慎重に投与すること。本剤のクリアランスを低下させる他の要因（非喫煙者、女性等）を併せ持つ高齢者では、2.5〜5mgの少量から投与を開始するなど、患者の状態を観察しながら慎重に投与すること。

図2 ジプレキサ細粒（オランザピン細粒）の使用上の注意の項（抜粋）

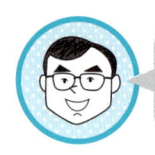

> 「全身」のクリアランスだけでなく特定の臓器による
> クリアランス能力を示すことがあります

　クリアランス（CL）とは「薬物を体外に排泄する能力」を示しています。つまり「血液から薬を除去する能力」，具体的にいえば，「一定の時間にどれだけの量（容積）の血液から薬を完全に除去することができるか」を表します。クリアランスの単位は容積／時間（たとえば mL/min）です。この定義からみると，もし吸収量が同じならば，クリアランスが低下すると，血液中から薬物を除去する能力が低くなって AUC が大きくなることが想像できますね。でも，その単位は「容積／時間」です，といわれるとクリアランスのイメージがはっきりしなくなるような気がします。これについては後で（98頁）詳しく説明します。

　ちなみに，図1，2の添付文書に書かれていたクリアランスは「全身クリアランス」（体全体が薬物を血液から除去する能力）を示しています。これに対し，薬物によっては，主に腎臓から排泄されやすいものや，主に肝臓から代謝によって血液中から消失するものもあります。それぞれの臓器が薬物を血液から排泄，除去する能力を「腎クリアランス」または「肝クリアランス」といいます。薬物が血液中から消失する過程は，腎臓からの排泄や肝臓での代謝が主な経路ですが，これ以外にも呼気中に排泄される場合などもあります。血液中から薬物が消失するすべての経路を合わせたものが全身クリアランスです。添付文書では「腎クリアランス」，「肝クリアランス」と特に断らずに「クリアランス」と書かれていれば全身クリアランスと考えてもよいと思います。

　では，クリアランスのイメージを2つの方法で作り上げていこうと思います。

> 薬物を腎排泄型と肝代謝型に分類することがありますが……。

> まさにそれです。腎排泄型の薬物は腎クリアランス，肝代謝型の薬物は肝クリアランスの変化に注意する必要があります。

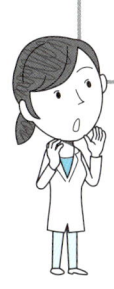

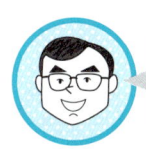

クリアランスと消失速度定数と分布容積の三角関係に注目してみましょう

　若い薬剤師の先生方は，大学での薬物動態学の講義で，「**全身クリアランス**」（CL_{tot}）は，以下の式で表されると学んでいると思います。

$CL_{tot} = ke \times Vd$（消失速度定数×分布容積）

　もしかしたら，ベテランの薬剤師の先生方のなかには，そんな式見たこともない，という方もいらっしゃるかもしれません。
　そこで，クリアランスがどんな意味をもつのかを感じてもらうために，これまでに学んだ分布容積と消失速度定数を使って考えてみることにしましょう。
　先ほどの式をちょっと変形してみると，次のようになります。

$ke = CL_{tot} / Vd$

ke（消失速度定数）は，血中濃度が低下する速度に比例する値でした。**1章-3**で，ke が大きければ薬物は血液中から速く出ていくと説明しましたね。また，分布容積は薬物が体のどこに存在するかを示すパラメータでした。

　上の式を見ればわかるとおり，ke（消失速度定数）と CL_{tot}（全身クリアランス）は比例していますから，CL_{tot} が大きいと ke は大きくなり，血液中からの薬物の消失は速くなることになります。逆に CL_{tot} が低下すると，ke は小さくなって血液中からの薬物の消失が遅くなります。

> やっぱり計算式が出てきましたね。

> 大丈夫，略語どうしの掛け算やら割り算で，ややこしく見えているだけです。左辺が大きくなるには右辺の分母と分子がどうなるかに注目してください。3つのパラメータの関係だけですからゆっくり見ていただければすぐに慣れると思います。気を楽に……。

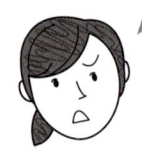

　では，分布容積（Vd）は，どのように関係しているのでしょうか？
　薬物の分布容積が大きくてほとんどが組織にいってしまっている場合にはどのようなことが起きるのでしょうか？　分布容積が大きいということは，先ほどの式では分母が大きくなるということを意味していますから，消失速度定数は小さくなります。
　すなわち，分布容積の大きな薬物の場合，全身クリアランスが大きくて，血液を処理して薬物を除いたとしても，もともと血液中の薬物量が少ないため薬物はなかなか体から出ていかないということになります。さらに，薬物の血中濃度が下がると，組織にあった薬物が血液中に移動してきますので，なおさら血中濃度は下がりにくくなります。

表1 3つの薬物のパラメータ比較

薬物	全身クリアランス (L/hr/kg)	分布容積(L/kg)	生物学的半減期(hr)
キシロカイン注射剤 (リドカイン注射剤)	1.24	3.21	1.80
アーチスト錠 (カルベジロール錠)	0.59	4.1	4.8
ノルバスク錠 (アムロジピン錠)	0.42	21	34.6

キシロカイン(リドカイン)は全身クリアランスの単位を他の薬物と揃えた。アーチスト(カルベジロール)は、インタビューフォームのデータを基に、60kgのヒトに換算。ノルバスク(アムロジピン)も同様にインタビューフォームからとった。

 その結果,全身クリアランスが大きくても分布容積が大きければ,薬物は血液中から出ていかなくなりますから ke の値は小さくなってしまいます。
 具体的に見てみましょう。
 3つの薬物のクリアランス,分布容積と消失速度定数,生物学的半減期の値を示しました(表1)。さて,この表から体からの排泄が最も遅い医薬品はどれかわかるでしょうか?

> 生物学的半減期が一番長いのはノルバスク(アムロジピン)ですから,ノルバスクが血液中からの薬物の消失が一番遅いはずです。

> そうですね。では,3つのパラメータの関係を見ていきましょう。

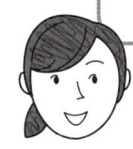

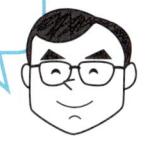

キシロカイン（リドカイン）はクリアランスが最も大きく，分布容積も大きくありませんので，生物学的半減期が最も小さな値になっています。一方，アーチスト（カルベジロール）とノルバスク（アムロジピン）は，全身クリアランスはほぼ同じ値になっていますが，生物学的半減期は10倍近くも違っています。というのも，ノルバスクは分布容積が大きいので，血液中にあまり存在しない薬物だからです。いくら，血液から薬物を取り除いてきれいにしても，血液中には薬物はほとんどありませんから，全身クリアランスの値がほぼ同じであっても，薬物の消失速度が遅くなるわけです。

> つまり，血液中から薬物をどんどん取り除いて血液をきれいにしても，血液中にはほとんど薬物が溶けていないので，薬物は体から出ていかないんですね。さらに，薬物の血中濃度が下がると，周りの組織から薬物が血液中に移ってくるので，なかなか血中濃度が下がらない……。組織から薬物を直接取り除く仕組みは，ヒトには備わってないものなんですよね？

> 組織，たとえば細胞内でも薬物が代謝されることがありますが，一般には肝臓での代謝や腎臓からの排泄に比べて緩やかです。また，最初にお話ししたように，薬物動態学は主に血中濃度の変化を取り扱う学問ですから，組織内の薬物濃度変化にはあまり注目していないんです。

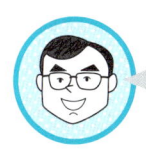

全身クリアランスが低下したときにどんなことが起こるか考えてみましょう

　先ほどの表1のパラメータを基に考えてみることにします。たとえば，なんらかの影響で全身クリアランスが50％低下したとしましょう。キシロカインでは生物学的半減期が1.8時間から2倍の約3時間になると予想されます。薬物の血液中からの消失は遅くなりますが，前に示した，「生物学的半減期の4～5倍で薬物は体から消失する」という知識を使うと，1日3回服用しても，作用時間は少し長くなるかもしれませんが，次回投与時までにはかなりの量の薬物が血液から出ていっています。

　一方，ノルバスクのほうは，生物学的半減期が70時間（34.6時間×2）ほどになります。定常状態になるまで，生物学的半減期の4～5倍までかかりますから，定常状態までに10日～2週間かかる計算です。それまで，徐々に血中濃度が高くなっていきますので，服薬を継続している途中で血中濃度が高くなって，副作用を起こす可能性が高くなります。また，消失にも2倍の時間がかかることになります。すなわち，蓄積性が増してしまうことを意味しています。生活習慣病の薬は飲み続けることを前提に処方されますから，クリアランスの低い患者さんがまじめに飲み続けていたら，結果的に過量投与になっていた，なんてことにもなりかねません。

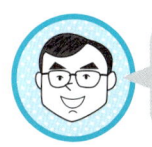

分布容積の小さな薬物は全身クリアランスが低下すると作用時間が長くなる

　これらからわかることは，分布容積が小さい薬物では，全身クリアランスの低下によって作用時間が長くなることに注意が必要であること。また，分布容積が大きい薬物でも，全身クリアランスの低下によって作用時間が長くなることに注意が必要ですが，それよりも重要なのは血中濃度がどんどん高くなってしまう蓄積性の増加が問題になるということです。このような薬物は，血中濃度が上がりすぎた場合，下がるまでにまた生物学的半減期の4～5倍の時間がかかってしまうことにも注意が必要です。クリアランスと分布

容積または生物学的半減期を見て，クリアランスが下がったときに，あるいはクリアランスが通常より低そうな患者さんに投与したときに，何が問題となるか想像できるようになっておきましょう。

> ノルバスクはたしか，肝代謝型薬物でしたよね。この薬を初めて飲むお年寄りが，もし肝機能が低下していてクリアランスが下がっていたら，通常の投与量でも血中濃度が思ったよりも高くなってふらつきが出たり，作用が長時間続くことになりそうです。しっかりと，モニタリングする必要がありそうですね。

> そういったことに添付文書を読んでピンとくるようになってもらうのが，この本の目的です。

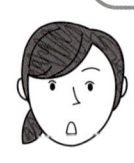

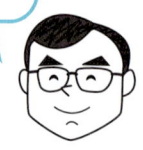

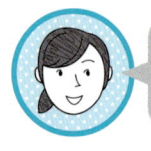

なぜクリアランスの単位は容積／時間になっているんでしょう？

　次に，クリアランスが mL/min（容積／時間）という単位になっている理由を，イメージとして頭に定着させましょう。
　薬物を溶かした溶液を通すと薬物を取り除いてくれる装置があるとします（図3）。この装置に 10mg/mL の濃度の薬物溶液を 100mL/min の速度で流したところ，2mg/mL の濃度の溶液となって出てくるとします。では，この装置を10分間稼働させたときの，装置のクリアランスはどう表すことができるでしょう。
　この装置を稼働させる前には，10mg/mL の溶液が 1,000mL〔100mL/min の速度で10分間装置を稼働させた（100mL/min × 10min ＝ 1,000mL）〕あっ

```
                        100mL/min
                          ┌────┐
                          │装置│
                          └────┘
     10mg/mL      →               →      2mg/mL
     1,000mL                             1,000mL

                          10min

             クリアランス＝800/10＝80mL/min
```

薬剤が除去された溶液
0mg/mL
800mL

＋

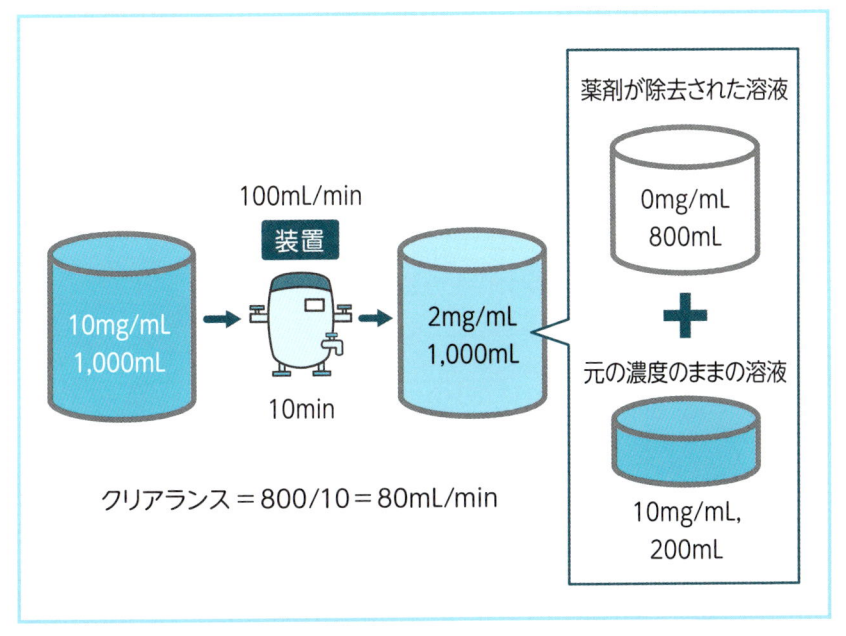

元の濃度のままの溶液
10mg/mL,
200mL

図3 クリアランスのイメージ

たことになります．装置から出てきたときは2mg/mLになっていたのですから，装置で消失せずに通り抜けた薬物量は1/5ということです．ここで，2mg/mLの溶液1,000mLは，最初の10mg/mLの薬物溶液何mLと，濃度が0mg/mL（薬物を処理した）になった溶液何mLに相当するかを考えます．すると，200mLは最初の濃度のまま装置から出てきて，残りの800mLの薬物濃度をゼロにしたと考えられます．

　今回の設定では，10分間で，元の溶液800mLをきれいにした（濃度をゼロにした）ことになります．したがって，この装置の処理能力（クリアランス）は単位時間あたり，800/10＝80（mL/min）ということになります．

　もし，装置から出てきた溶液の濃度が5mg/mLだとすると，10分間で，元の溶液1,000mLの半分を処理したことになりますからそのときの装置のクリアランスは50mL/minですね．さらに，装置から出てくる溶液の濃度が9.5mg/mLだとしたら，1,000mLの溶液のうち50mLしかきれいにしていませんから，その装置のクリアランスは50/10＝5mL/minということになって，装置のクリアランスはとても小さいことになります．

では，装置から出てきた溶液の濃度が 0mg/mL だとすると，10 分間で，元の溶液 1,000mL すべてを処理したことになりますから，1,000/10 ＝ 100mL/min となります。これはとても大事で，装置のクリアランスの最大値は装置に流れる溶液の速度（流速）になることがわかります。

> クリアランスの最大値は流速になる……？？

> ここがキモなんです。流速が遅くなるとクリアランスは小さくなりますよ。これはあとで肝血流量となって出てきます。

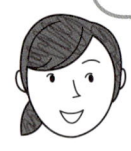

　では，今度は流速を変えてみるとその様子がわかるかと思います。同じように，10mg/mL の薬物の溶液が 2mg/mL となって出てくる装置を考えます。この装置を 50mL/min の流速で 10 分間作動させたとします。すると，装置のクリアランスは 40mL/min（100mL の元の溶液と 400mL の処理された濃度 0mg/mL の溶液に相当）になります。流速が遅くなるとクリアランスは小さくなり，単位時間あたりに処理された薬物量も少なくなることに注意してください。
　いかがでしょうか？　クリアランスが容積 / 時間の単位をもつ意味とクリアランスには流速が重要な役割を果たすことがおわかりいただけたでしょうか？

> クリアランスの計算は,薬物の濃度がゼロになった溶液の容積を考えるとわかりやすいということですか。わかったようなわからないような……。

> 体の中で何が起きているのかをイメージしてもらおうと思ったんですが,計算の仕方と考えるとアレルギーが出るかもしれませんね。では,装置ではなく臓器と考えるとどんなことが起こるかを見てみましょう。

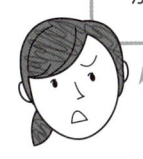

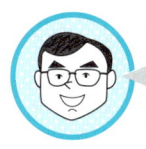

装置＝肝臓として,クリアランスを考えてみましょう

　装置を肝臓と考えると,肝臓で代謝される薬物は,肝臓を流れる血液の流速が遅くなる,すなわち肝血流量が少なくなるとクリアランスは小さくなって,代謝が遅くなる,という感じをイメージしてみましょう。

　1つ添付文書から例を挙げてみます。マイスリー(ゾルピデム酒石酸塩)です(**図4**)。

肝硬変患者における薬物速度論的パラメータ

対象	Tmax (h)	Cmax (ng/mL)	$t_{1/2}$ (h)	$AUC_{0-\infty}$ (ng・h/mL)
肝硬変患者	0.69±0.54	499±215	9.91±7.57※	4203±3773
健康成人	0.72±0.42	250±57	2.15±0.25	788±279

(Mean±S.D.、※のみ n＝7)

(注)本剤の承認された1日用量は最大10mgである。

図4 マイスリー錠(ゾルピデム酒石酸塩錠)の薬物動態の項(抜粋)

薬物動態の代謝の項に「本剤の大部分は肝で代謝され，……」との記載がある．典型的な肝代謝型の薬物ですので，肝機能が低下した肝硬変患者では，クリアランスが低下します．t_{max} は変化しませんので，吸収速度はあまり変化しないようです．しかし，C_{max} は2倍，$t_{1/2}$ は約4倍，AUC は約5倍になっています．

　マイスリーは超短時間作用型に分類される睡眠導入剤で，生物学的半減期が約2時間ですから，健康成人では寝る前に服用すれば目が覚める頃，たとえば，8時間後には血中濃度は十分に下がっていると考えられますが，肝硬変の患者さんでは，肝臓での血流量が低下していますので，肝臓でのクリアランス（処理能力）が低下しています．すなわち，そのまま肝臓を通過してしまう薬物が多いことを意味します．その場合，生物学的半減期が約10時間ですから，翌朝の血中濃度は最高血中濃度の半分程度までしか低下していないので，まだかなりの効果が残っていると予想できます．そのため，マイスリーの禁忌には「重篤な肝障害のある患者［代謝機能の低下により血中濃度が上昇し，作用が強くあらわれるおそれがある．（「薬物動態」の項参照）］」と書かれているのです．

> 「おそれがある」なんて回りくどい言い方をしているのが，いかにも添付文書的で嫌ですね．試験結果ではこうなっている，とずばり書いたらいいのに．

> 試験結果がすべての人にあてはまるわけではありませんし，気をつけてほしいというアラートを出すことが「禁忌」の項の目的ですからね．その代わり，ちゃんと「薬物動態」の項を参照するよう書かれていますよ．ほかにも，肝クリアランスが大きい薬物は，マイスリーのほかにはリドカイン，ニトログリセリン，プロプラノロールなどが有名です．

まとめ

★ クリアランスとは「薬物を体外に排泄する能力」のこと。一定の時間にどれだけの血液量を薬物濃度ゼロにするかを示す。

★ 血液中の薬の除去は主に肝臓における代謝と腎臓における排泄によって行われる。肝臓，腎臓で除去する能力をそれぞれ「肝クリアランス」，「腎クリアランス」という。

★ クリアランスの値が大きければ大きいほど血液中から薬物が消失する速度は上がる。

★ 分布容積が大きく組織移行性の高い薬物では，クリアランスの値が大きくても除去するまでに時間がかかる。

★ クリアランスの最大値は流速である。

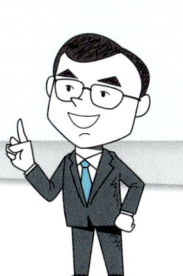

1章 7 薬が出ていく臓器ごとにクリアランスを考えてみよう

腎クリアランスと肝クリアランス

そういえば，先ほど「組織から直接，薬物を取り除く仕組みはないんですか」という質問をしましたけど，ないわけではないが細胞内で薬物を別の化合物に変えてしまう能力は低いというお答えでしたよね。

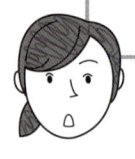

そうですね。薬物を体外に出す仕組みは肝臓と腎臓が多くを占めていて，その他の臓器から出ていく割合はあまり大きくありません。また，肝臓も腎臓も血液中から薬物を取り除くようにできていますから，薬物を体外に出すということは，血液から薬物を取り除くこととほぼ同義なんです。

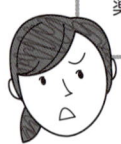

そうなると，肝臓や腎臓の機能が落ちたり失われると，薬物動態にも大きな影響がありそうですね。

当然そうなります。

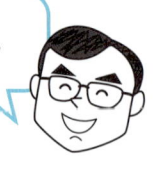

薬が出ていく臓器ごとにクリアランスを考えてみよう

　薬物の血液中からの消失に関与する主な過程は，腎臓からの排泄と肝臓での代謝です。

　腎排泄型薬物は，腎クリアランスが低下すると血液中からの薬物の消失が遅くなります。一方，肝代謝型薬物の場合，肝代謝が低下すると薬物の消失（肝クリアランス）が遅くなることが想像できます。肝代謝型の薬物の場合，「肝臓のクリアランス」と「肝臓の血流（肝血流量）」の2つの要因が薬物の消失過程に影響していることは簡単にお話ししましたが，クリアランスが低下すると具体的にどんなことが起こる可能性があるかを考えてみます。

　では，腎臓から見ていきましょう。腎クリアランスの指標にはクレアチニンクリアランス（CL_{cr}）がよく用いられます。

> クレアチニンクリアランスの「クレアチニン」って何でしたっけ？

> まず，クレアチニンクリアランスが指標になる腎クリアランスから見ていくことにしましょうか。

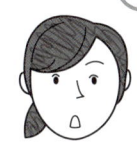

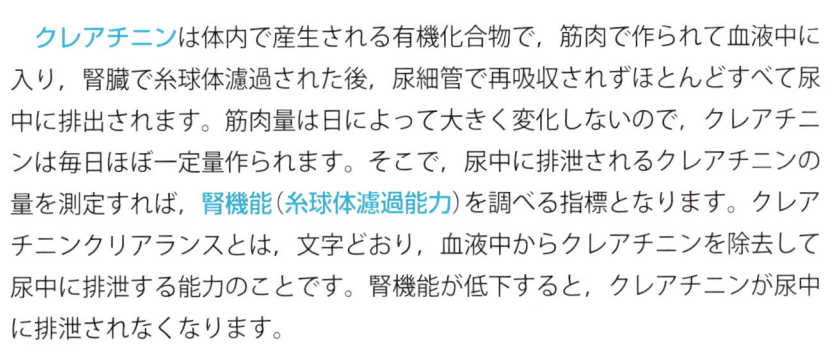

　クレアチニンは体内で産生される有機化合物で，筋肉で作られて血液中に入り，腎臓で糸球体濾過された後，尿細管で再吸収されずほとんどすべて尿中に排出されます。筋肉量は日によって大きく変化しないので，クレアチニンは毎日ほぼ一定量作られます。そこで，尿中に排泄されるクレアチニンの量を測定すれば，腎機能（糸球体濾過能力）を調べる指標となります。クレアチニンクリアランスとは，文字どおり，血液中からクレアチニンを除去して尿中に排泄する能力のことです。腎機能が低下すると，クレアチニンが尿中に排泄されなくなります。

　先ほどの装置の考え方を用いれば，腎機能が正常であれば，腎臓に入ったクレアチニンは腎臓で糸球体濾過を受けてすべて尿中に出ていきますから，腎臓を通過した血液にはクレアチニンが含まれていません（クレアチニン濃

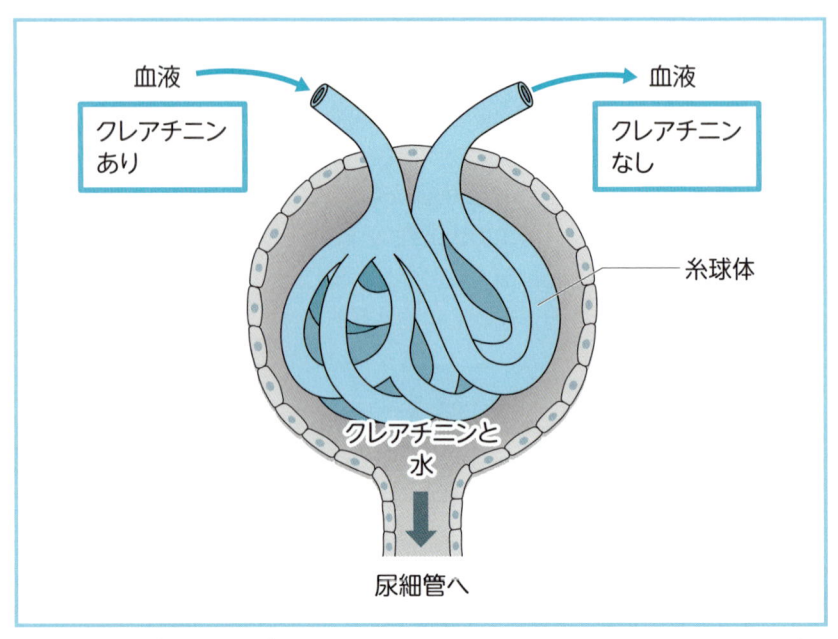

図中ラベル:
- 血液 クレアチニンあり
- 血液 クレアチニンなし
- 糸球体
- クレアチニンと水
- 尿細管へ

図1 腎機能が正常ならば血液中のクレアチニンは糸球体で濾過されてほとんどすべて尿に送られる

度がゼロになっている）。そのため，腎クリアランスは腎血流量（正確には，糸球体で濾過された血漿流量）に一致します（**図1**）。

> 腎機能が低下していると血液が腎臓を通過しても血中クレアチニン濃度がゼロにならないんですね。

> つまりクリアランスが低下するということですね。それがクレアチニンクリアランスが腎機能の指標としてよく用いられる理由です。

> 尿中のクレアチニンの量を測定する代わりに……

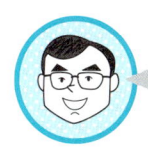

さて，腎機能が低下して，糸球体濾過量が低下すると，尿中に排泄されるクレアチニンの量は減ることになりますから，尿中に排泄されたクレアチニンの量を測定すると腎機能を評価することが可能です。しかし，尿を集めて，クレアチニンの量を測定するのは，簡単ではなさそうです。そこで，通常，血清中のクレアチニン濃度を測定して，その値からクレアチニンクリアランスを推定することが行われます。腎機能が低下すると血液中のクレアチニンは腎から排泄されずまた血液中に戻ってきます。そのため，腎機能が低下すると血液中のクレアチニン濃度が上昇することになります。この性質を利用して血清クレアチニン濃度からクレアチニンクリアランスを予測する方法がよく用いられます。

血清中のクレアチニン濃度（Scr）からクレアチニンクリアランス（CL_{cr}）を予測する式にはいくつかありますが，**コッククロフト・ゴールト**（Cockcroft & Gault）**の式**がよく用いられます。

〈コッククロフト・ゴールトの式〉

$CL_{cr} (\mathrm{mL/min}) = [\{140 - 年齢\} \times 体重(\mathrm{kg})] \div \{72 \times \mathrm{Scr}(\mathrm{mg/dL})\}$
（男性の場合）

女性の場合は男性に比べて筋肉量が少ないことが多いので，この値に0.85を掛けます。

血清クレアチニン値の基準値は，成人男性で0.66〜1.13 mg/dL，成人女性で0.48〜0.85 mg/dLになっています。腎機能が正常な場合のクレアチニンクリアランスを血清クレアチニン濃度から求めると，40歳の男性，体重65kg，血清クレアチニン濃度0.9mg/dLの場合，約100mL/minとなります。健康人のクレアチニンクリアランスは80〜100mL/min程度ですので，この値を覚えておくとよいでしょう。

「クレアチニンクリアランスの値が，取り除くクレアチニンの量を表しているのであれば，単位がmL/minというのは変な気がします。」

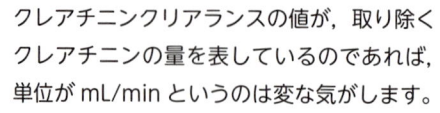

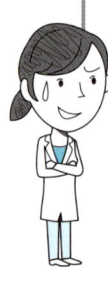

「クリアランスの値というのは，取り除く物質の量ではなく，物質を完全に血液から取り除く能力で，単位時間あたりに処理した血液量でしたよね。クレアチニンは腎機能が正常なら糸球体を通過してすべて尿に出ていきますから，クレアチニンクリアランスは単位時間に腎臓で処理された血液量になるので，単位がmL/minなんですよ。」

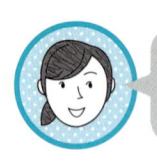

腎機能がどのくらい落ちてきたら要注意なのでしょう？

　おおざっぱな目安として，腎排泄型の薬物の場合，クレアチニンクリアランスが正常値の半分以下になったら，投与方法の変更などを考慮する必要があります。

　先ほどお話ししたように，クリアランスは処理する溶液（血液）の量（容積）でした。正常な腎臓の場合，クレアチニンクリアランスは約100mL/min（糸球体で濾過される血漿量に相当）ですから，1日に換算するとなんと100L以上の血漿を糸球体で濾過していることになります。しかし，尿として体外に出るのは1日1L程度ですから，ほとんどの水分は腎臓内で体内に再吸収さ

クレアチニン クリアランス	C_{max} (μg/mL)	$AUC_{0-\infty}$ (μg・h/mL)	T_{max} (h)	$T_{1/2}$ (h)	CL_r (mL/min)
>60 mL/min (n=6)	3.17 (28.4)	37.8 (27.4)	4.5 (18.9)	6.5	81.7 (32.4)
30-60 mL/min (n=6)	3.52 (32.2)	73.5 (31.9)	5.1 (47.1)	12.8	44.7 (19.7)
<30 mL/min (n=8)	4.93 (40.5)	551 (103)	7.1 (45.6)	52.0	9.0 (46.9)

投与量：400 mg（単回）、平均値（変動係数%）
CL_r：腎クリアランス

図2 ガバペン錠（ガバペンチン錠）の薬物動態の項（抜粋）

れることになります。

　これは，もし腎排泄型の薬物が糸球体で濾過されて，そのまま再吸収されずに尿中に出る場合は，実に100倍以上も濃縮されていくことになります。腎臓内の組織は非常に高濃度の薬物にさらされるので腎臓は障害を受けやすく，最も老化が早い臓器といわれています。

　では，添付文書で見てみましょう。ガバペン（ガバペンチン）の添付文書です（図2）。

　クレアチニンクリアランスが正常値（80～100mL/min）の半分程度（30～60mL/min）になると腎クリアランス（CL_r*）は低下し，1/3になる（30mL/min未満）と腎クリアランスは急激に低下しています。ガバペンはほぼ100%腎排泄型の薬物なので腎クリアランスがそのまま全身クリアランスになります。したがってクレアチニンクリアランスが30mL/min以下になると急激に全身クリアランスが低下していることがわかります。また，それに伴って，AUCも急激に上昇していることがわかります。

　そのため添付文書には，「腎機能障害のある成人患者に本剤を投与する場合は，下表に示すクレアチニンクリアランス値を参考として本剤の投与量及び投与間隔を調節すること」として投与方法の表が示されています。ガバペンは血液中でのタンパク結合率が低く（3%：添付文書より），透析によって

* CL_rのrはRenal（腎）を意味します。

除去されやすいことが予想されます。そのため，血液透析を行うと，ガバペンは血液から除去されてしまうので，透析後は再投与する必要も出てきます。

次は，血清クレアチニン値からクレアチニンクリアランスを推定するときに，注意する必要がある例を紹介します。

65歳，42kgの女性で血清クレアチニン値（Scr値）が0.75mg/dLの患者さんがいたとします。Scr値を見るかぎり基準値の範囲内にあります。しかし，コッククロフト・ゴールトの式に当てはめてクレアチニンクリアランスを計算すると約50mL/minとなり，腎機能は健常者の1/2程度に落ちていることが予想されます。これは，小柄な人は筋肉量も少ないため毎日体内で産生されるクレアチニンの量も少なく，腎機能が正常なときの血清クレアチニン値は正常値よりも低いと考えられます。したがって，血清クレアチニン値が基準値の範囲内に入っていても腎機能が低下している可能性があります。特に，高齢で小柄な患者さんの場合，Scr値が正常でも腎機能が低下している場合があるので注意が必要です。

次に45歳，身長165cm，105kgの肥満男性でScr値が1.5mg/dLのケースを考えます。Scr値はやや高めですが，式に当てはめて計算するとクレアチニンクリアランスは約92mL/minで腎機能は一見正常のように見えます。しかし，肥満患者さんは脂肪組織が多いので，筋肉量は体重には比例していません。ですので，この患者さんは血清クレアチニン値が高いので腎機能は相当低下していると考えられます。コッククロフト・ゴールトの式を肥満患者に適用する際は，理想体重に変換して用いるとよいでしょう。

この肥満男性の場合の理想体重を

$$身長(m) \times 身長(m) \times 22$$

の式から求めると約60kgになります。この値からクレアチニンクリアランスを求めると約53mL/minとなり，かなり腎機能が低下していると考えられます。

このように，Scr値からクレアチニンクリアランスを推定するときは，単に値に注目するだけでなく，患者さんの体重や体格にも注意してください。

> クレアチニンを産生する筋肉の量は人によってまちまちなので，それを加味して数字を判断すべきということですね。

> そのとおりです！

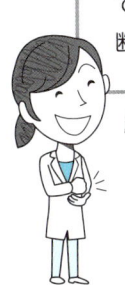

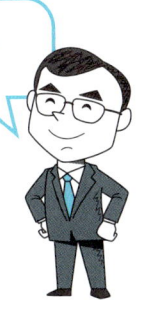

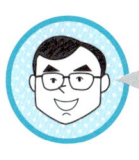

もう1つ例を見てみましょう

　クラビット（レボフロキサシン）の添付文書の一部です（**図3**）。「腎機能低下患者での体内動態」から，腎機能が低下する（CL_{cr}の値が小さくなる）と，生物学的半減期，AUCは大きくなり，健康成人（7.89時間，50.86μg・hr/mL）に比べて4～5倍になっています。また，48時間の尿中排泄率も低下して，体内に蓄積する傾向があることがわかります（**図3上**）。また，CL_{cr}が50mL/min以上では48時間での尿中排泄率が80％を超えていますので，腎排泄型薬物であることがわかります。これらを反映して「用法及び用量に関連する使用上の注意」の項に，「腎機能低下患者では高い血中濃度が持続するので，下記の用法及び用量を目安として，必要に応じて投与量を減じ，投与間隔をあけて投与することが望ましい」との記載があります（**図3下**）。

（ノンコンパートメント解析、n＝22、mean±SD）

Ccr (mL/min)	患者数	t_{1/2}(hr)	AUC_{0-72hr} (μg・hr/mL)	尿中排泄率(%) (0～48hr)
50≦Ccr	11	9.17± 1.28	81.74±20.78	80.02± 6.08
20≦Ccr＜50	7	15.88± 3.79	150.96±18.03	56.39±13.51
Ccr＜20	4	33.69±14.57	250.66±58.30	28.28±11.83

腎機能Ccr(mL/min)	用法・用量
20≦Ccr＜50	初日500mgを1回、2日目以降250mgを1日に1回投与する。
Ccr＜20	初日500mgを1回、3日目以降250mgを2日に1回投与する。

図3 クラビット錠（レボフロキサシン錠）の薬物動態の項（上）と用法・用量の項（下）の抜粋

お年寄りや糖尿病の患者さんは腎機能が低下している方も多いので，腎機能に関する検査値をお薬手帳に書き入れてくれると，調剤のときに助かります。

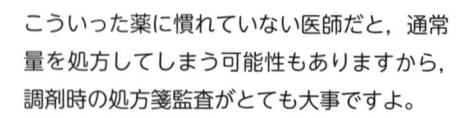

こういった薬に慣れていない医師だと，通常量を処方してしまう可能性もありますから，調剤時の処方箋監査がとても大事ですよ。

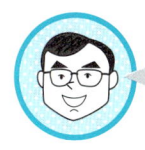

> 腎機能と異なり，肝代謝能を判断するための
> よい指標はありません

次に，肝クリアランスについて考えてみましょう。

肝機能には，腎機能の指標となるクレアチニンクリアランスのような指標はありません。通常，ASTやALTなどの酵素濃度が肝機能の指標になりますが，肝代謝能との直接の関係性は知られていません。そのため，肝機能低下の程度（たとえば具体的なAST，ALTの値）と投与量変更が明確に書かれてある添付文書はほとんどありません。しかし，肝機能障害患者と健康人の薬物動態を比較した例はあります（図4）。

この例でもわかるように，肝機能障害の程度は数値で示されておりません。しかし，肝代謝は，薬物相互作用を理解するには非常に重要です。そこで，代謝経路に関わる薬物相互作用について後でまとめてみたいと思います（120頁参照）。

対　象	Cmax[注] (ng/mL)	AUC$_{0-\infty}$[注] (ng・hr/mL)	CL/F (mL/min)
肝機能障害患者	6.0	52.8	3152.5±2342.2
健康人	8.2	68.0	2345.2±1449.1

n＝8、mean±SD、注）幾何平均

図4 カルブロック錠（アゼルニジピン錠）の薬物動態の項（抜粋）

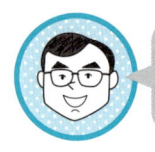

「肝固有クリアランス」と代謝の飽和を知っておきましょう

> 肝臓での代謝過程を考えるときには「肝固有クリアランス」の考え方を知っておく必要があります。

> 肝固有クリアランス……？
> 肝クリアランスと同じじゃないんですか？
> "固有"がつくことで何が違うのでしょうか？

> 添付文書にはあまり出てきませんので，ここでは，肝クリアランスと肝固有クリアランスの違いについてだけ簡単に触れておきます。でも次に話をする薬物動態の非線形性を理解するうえで重要な考え方になります。

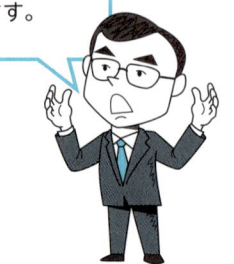

　肝クリアランスはこれまでに説明してきたように，肝臓で血液を浄化する能力と考えられます。それに対して肝固有クリアランスは肝臓の最大の代謝能力を示していると考えられます。

　通常肝臓では，代謝が飽和（これ以上の薬物は処理できなくなる状態）しないかぎり，入ってくる血液中の薬物濃度に依存せず，肝臓はほぼ一定割合の血液を浄化します。したがって，通常は，血中濃度に依存しないで肝クリアランスは一定となります。先ほどの装置の例を考えると，溶液の濃度に限らず一定の割合を除去することに対応します。しかし，肝臓には代謝できる能力に限界があって，入ってくる薬物量が多くなりすぎると，浄化しきれなく

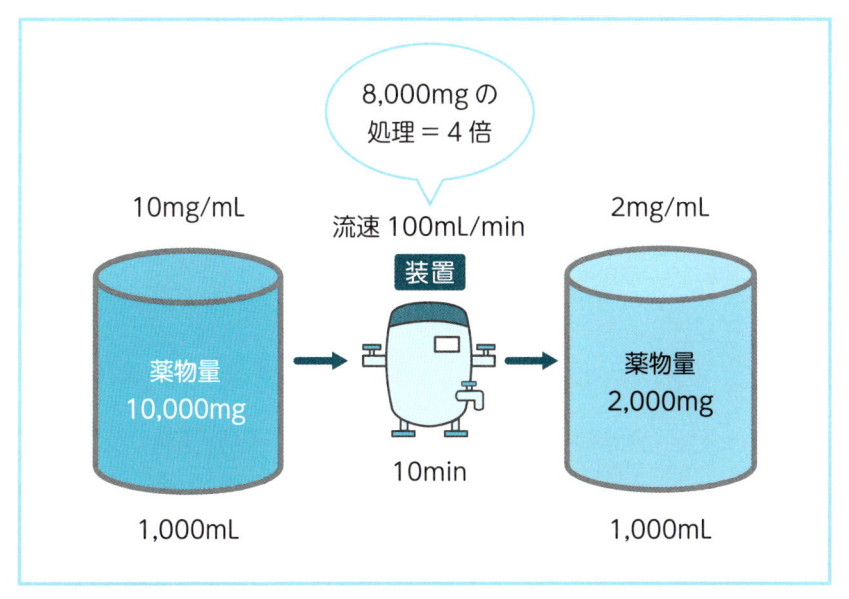

[図5] 薬物量のクリアランス変化（イメージ）

なってしまいます。

　先ほどと同じ「装置」（99頁，図3）で考えてみます。10mg/mLの薬物濃度の溶液を100mL/minの速度で「装置」に10分間通すと2mg/mLの薬物濃度となって出てくるとします。この場合の装置のクリアランスは80mL/minでしたね。

　これを，薬物の量の変化として考えると，装置に入る前の薬物量は10,000mg（10mg/mL × 10min × 100mL/min）で，これが装置から出てくるときには2,000mg（2mg/mL × 10min × 100mL/min）になっていますから，8,000mg分の薬物を装置で取り除いたことになります。装置では，装置を通過した薬物量の4倍の薬物量を処理したことになります。このとき装置は，100mL/minの流速で流れ出ていった（分の薬物量の）4倍の処理をしていますので，装置で処理した薬物量は100mL/minで通過した量の4倍ですから，固定クリアランスは400mL/min（流れ出た薬物の流速の4倍）となります（図5）。

　ちょっとわかりにくいかもしれませんね。添付文書には出てきませんのでこれ以上深入りしないことにします。しかし，薬物相互作用を理解するとき

には重要な概念ですから，一度，薬物動態の教科書を学習することをおすすめします．それでもよく理解できない場合は，これまでの説明をもう一度読みなおしてから薬物動態の教科書を読んでもらえると，少し理解が進むかもしれません．

> 先生……，なかなかイメージしづらいところですね．

> 肝臓で代謝する能力（単位時間あたりに処理する血液量）は薬物血中濃度にかかわらずほぼ一定だ，という点を覚えておいてもらえればいいでしょう．

　では，クリアランスが飽和すると何が起こるかを考えてみます．前の例では装置が10分間で処理する薬物量は8,000mgでしたから，10分間に8,000mgの薬物を処理するのがこの装置の限界だとしましょう．
　装置を通る前の濃度が15mg/mLだったとすると，10分間に装置に入る薬物量は15,000mgとなります．この装置が10分間に処理できる薬物量が8,000mgですから，装置で処理されず通過する薬物の量は7,000mgになり，装置から出てくる薬物濃度は7mg/mLになります．
　ここで注意していただきたいのは，装置に入る量（投与量に相当）は1.5倍（10,000mg → 15,000mg）になっただけなのに，装置から出てくる量は3.5倍（2,000mg → 7,000mg）になっていることです（**図6**）．
　これをヒトの体に置き換えると，投与量が少し多くなると，血中濃度が急に高くなってしまう，という現象に例えることができます．すなわち，肝臓の代謝能力以上の多量の薬物が肝臓に入ると，肝臓での処理が追いつかず，代謝されないまま肝臓を通過してしまい，血中濃度が投与量との比例関係以

800mg×10min の
8,000mg が限界

15mg/mL　流速 100mL/min　7mg/mL

装置

薬物量
15,000mg

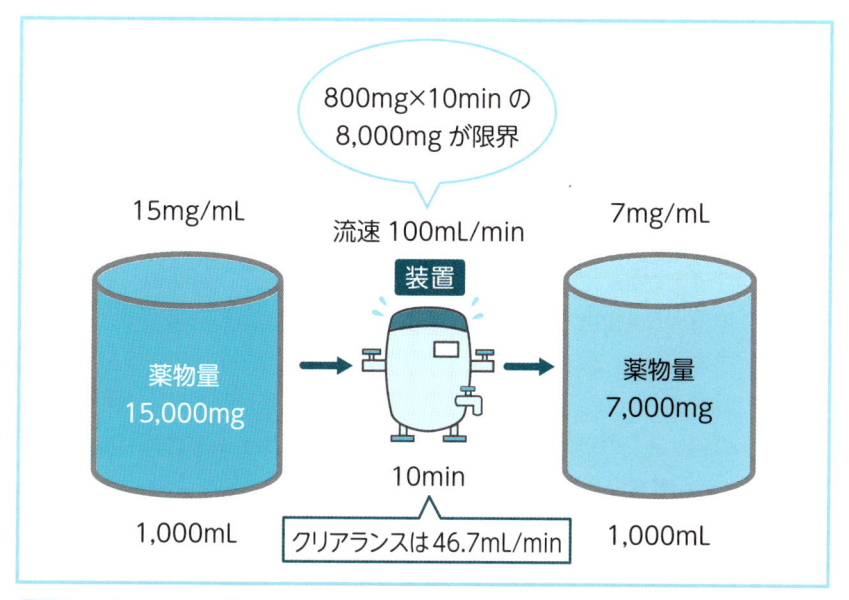

薬物量
7,000mg

1,000mL　10min　クリアランスは46.7mL/min　1,000mL

図6 クリアランスが飽和した場合の薬物量の変化（イメージ）

上に上昇してしまうことが起こります。これは，<u>非線形性</u>（投与量と吸収量が比例しない）の薬物動態を示す原因の1つです。通常の投与量付近でこの<u>飽和現象</u>が起こる場合もありますし，肝機能が低下したときにこのような非線形現象が起こることもあり，投与量を増やしたときに急に血中濃度が上昇してしまいますので副作用が問題となることがあります。

> 話を聞いているだけでおそろしくなってきました。

> じゃあ具体的に添付文書で見ていきましょう。

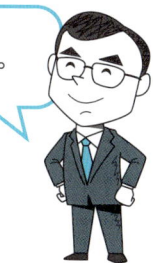

非線形性を示す薬物の例としてアレビアチン（フェニトイン）がよく知られています（図7）。グラフが代謝の限界（D_{max}）の1/2を超えたあたりから急激な上昇カーブを描いていますね。通常，成人では1日の投与量が300mg程度までは投与量と血中濃度はほぼ比例するといわれていますが，D_{max}の値は個人差が非常に大きく注意が必要です。投与量がD_{max}/2を超えると代謝の飽和が起こって，血中濃度は急激に上昇してしまいます。投与量を増やしたときは，患者さんの様子をよく観察する必要があります。また，希釈散の秤量ミスが重大な結果を引き起こしかねず，細心の注意が必要です。

アレビアチン以外では，ブイフェンド（ボリコナゾール）やイトリゾール（イトラコナゾール）などのアゾール系抗真菌薬も非線形性を示す薬物が多いので，他の薬物との併用には注意が必要です。ブイフェンドの添付文書を見てみましょう（図8）。

これによると，投与量を100mgから400mgへと4倍にすると，C_{max}は約7.4倍（0.39 → 2.88μg/mL），AUCは約17倍（1.82 → 31.01μg・h/mL）になっています。投与量に比例せずに血中濃度が上昇しますので，非線形現象が起きています。また，薬物動態が投与量に依存していない（線形性がある）場合は，$t_{1/2}$は投与量に依存せずにほぼ一定の値になるはずですが，ブイフェンドの場合は約2.5倍（4.8 → 11.9h）に延長しています。

ブイフェンドの「薬物動態」の項には，「ボリコナゾールは，主にCYP2C19

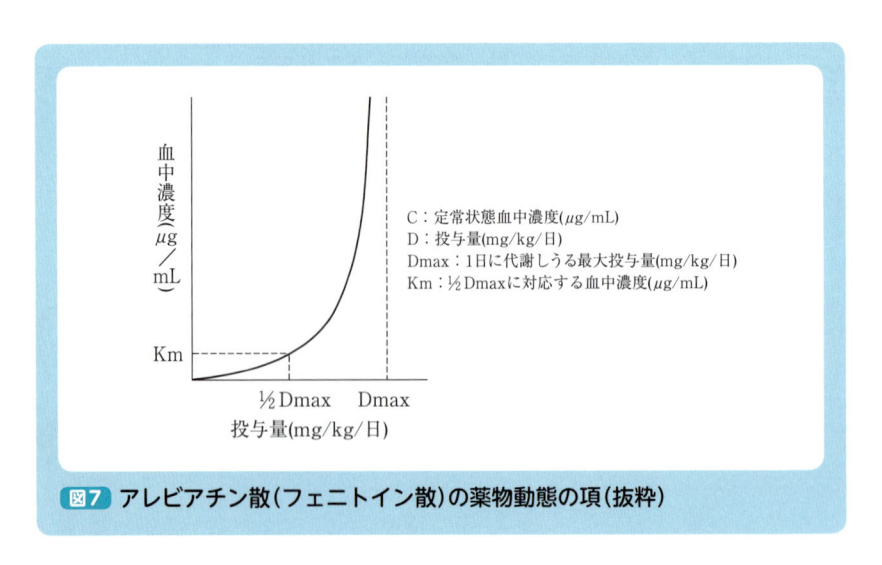

図7 アレビアチン散（フェニトイン散）の薬物動態の項（抜粋）

投与量 (mg)	C$_{max}$ (μg/mL)	T$_{max}$ (h)	AUC (μg·h/mL)	t$_{1/2}$ (h)
100	0.39（54）	1.2（33）	1.82（101）	4.8（42）
200	0.91（41）	1.6（44）	5.12（70）	6.1（41）
300	1.80（8）	1.3（23）	11.58（41）	6.8（31）
400	2.88（26）	2.0（0）	31.01（62）	11.9（51）

各用量6例、平均値（％CV）

図8 ブイフェンド錠（ボリコナゾール錠）の薬物動態の項（抜粋）

により代謝される」との記載があり，肝代謝型の薬物です．すなわち，ブイフェンドでは投与量が増えると肝臓での代謝が飽和してしまい，代謝速度が血中濃度に比例しなくなり，体内からの消失が遅くなると考えられます．

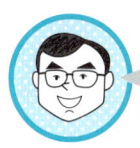

非線形現象を起こす薬物は飲み合わせにも注意が必要です

　このような非線形現象は，生物学的半減期が長い薬物を長期間投与する場合に特に注意が必要です．なぜならば，非線形現象で血中濃度は投与量に比例しないで上昇し，通常，生物学的半減期も長くなるからです．これまでにもお話ししたように，生物学的半減期が長くなると，定常状態になるまでの時間がかかり，定常状態になるまで徐々に血中濃度が上昇するからです．もし，その投与を繰り返す途中で飽和現象が起こると，急に血中濃度が上昇してしまうおそれがあります．

　また，非線形性を示す薬物は薬物相互作用にも注意が必要です．ブイフェンドやイトリゾールは肝代謝酵素CYP（特に3A4）の阻害薬だからです．したがって，肝代謝型薬物の代謝を抑制し，併用薬の薬物の血中濃度を上昇させるおそれがあります．実際，ブイフェンドの添付文書には，肝代謝型医薬品であるワーファリン（ワルファリンカリウム），サンディミュン（シクロスポリン），オメプラール（オメプラゾール）などの血中濃度やAUCを上昇させる，との記載があります．ブイフェンドの投与量が増えたときには，併用し

ている薬のなかに肝代謝型の薬物がないかどうかを確認し，もしあれば，肝代謝型薬物の副作用が出ないかをしっかりとモニターする必要があります。

アゾール系抗菌薬以外にも，パキシル（パロキセチン塩酸塩），ミカルディス（テルミサルタン），アスペノン（アプリンジン塩酸塩）などの添付文書に非線形性を示すことが記載されています。これらの薬物も投与量が増えたときや長期間服用する場合には，薬物動態の非線形性による血中濃度の上昇に注意する必要があります。

> 前に，肝臓のクリアランスは血液中の薬物濃度にかかわらずほぼ一定，という話がありましたが，代謝酵素が阻害されるとその「一定」のレベルが下がってしまうので，代謝されない薬物が増えてしまって，血中濃度が上昇し副作用が起こりやすくなるということですか。

> そういうことになります。

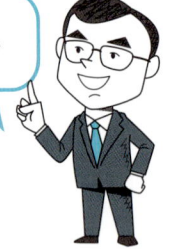

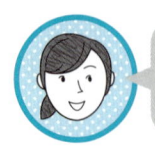

非線形を示す薬物は，どれも肝代謝の薬なんですか？

肝代謝の飽和が原因で非線形性を示す薬物は基本的に肝代謝型です。これまでにお話ししたように，肝代謝の飽和が起きた場合，投与量を増やすと血中濃度が急に上昇します。しかし，これとは別に非線形性はタンパク結合の飽和が原因で起こることも知られています。この場合は，タンパク結合率が高い薬物で起こります。タンパク結合に関与するタンパクは，その構造上結合できる場所が限られており，ある一定以上の薬物はタンパクと結合するこ

とができません。その結果，タンパク結合の飽和が起こることがあります。バルプロ酸ナトリウムが有名な例です。バルプロ酸ナトリウムはタンパク結合率が高い薬物として知られ，バルプロ酸ナトリウムの投与量を増やすとタンパク結合の飽和が起こり，タンパクと結合していない非結合型の薬物が増えます。そうすると，非結合型薬物は血液と組織間で平衡関係を保っています（1章-1，分布容積の項を参照）から，非結合型薬物は組織へ移行することによって，投与量を増やしても薬物の効果に関係する非結合型薬物濃度が比例関係よりも濃度が下がってしまう，ということが起こることもあります。

> 非線形性の薬は怖い，ということは知っていましたが，非線形性を示す理由まで深く考えたことがありませんでした。

> 「なぜ」がわかると，単なる知識にとどまらず，応用がきくようになります。たとえば，この患者さんは，似たような傾向の薬で以前に副作用が出たことがないか，といったように，モニタリングのポイントがより的確になるのではないでしょうか。

まとめ

★ 血液中から薬物が消失する能力はクリアランスで表現できる。

★ クリアランスは容積 / 時間の単位をもつ。

★ クリアランスの最大値は血流量になる。

★ 腎臓が薬物を排泄する能力は腎クリアランスで表現できる。

★ 腎クリアランスの指標にはクレアチニンクリアランスが用いられる。

★ 肝臓が薬物を代謝する能力は肝クリアランスで表現される。

★ クリアランスが低下すると血中濃度は上昇する。

★ 投与量と血中濃度が比例しない薬物動態を非線形性という。

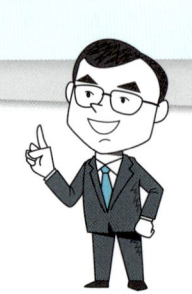

国試でフォローアップ〈4〉

クリアランスのところはどうもクリアになったようなならないような……。

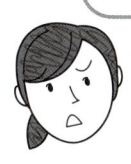

では試験問題を解いてモヤモヤをきれいさっぱり流してもらいましょうか。

流せるのかしら。

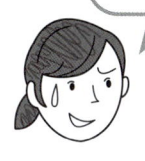

問1 次の記述の正誤を答えよ。
組織クリアランス値は，その組織の血流速度より大きくならない。
(第89回試験より改変)

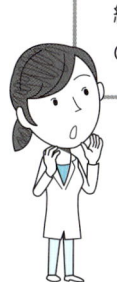

組織クリアランスって，腎クリアランスや肝クリアランスのことですか？

123

そうです。どちらにせよ，クリアランスは，単位時間あたりに流れてきた血液のうち，処理した（薬物濃度を0とした）血液量に相当する値です。ということは，100％処理した場合のクリアランスは血流量になるわけですから，それより大きな値にはなりません。

答え　正

問2　次の記述の正誤を答えよ。

一般にヒトでは，糸球体濾過速度（GFR）の指標としてクレアチニンの腎クリアランスが用いられる。　　　　　　　（第89回試験より改変）

GFRの指標として，と書かれるとなんだか不安になりますね。

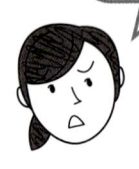

腎クリアランスを理解する必要があるのは，腎機能の変化が薬物動態にどう影響するかを考えるためでしたよね。GFRはまさに腎機能を示す指標の1つです。

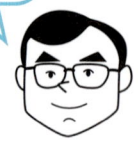

と前置きしておいて，クレアチニンは筋肉の代謝産物で，糸球体を濾過して尿細管で分泌，再吸収を受けない物質でした。ですから，クレアチニンクリアランスは腎クリアランスの指標として用いられるんでしたね。

答え　正

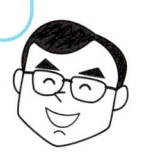

問3 薬物を除去する能力を表すパラメータで，血流速度と同じ単位をもつのはどれか。

1　分布容積
2　消失半減期
3　消失速度定数
4　血中濃度−時間曲線下面積
5　クリアランス

（第97回試験より改変）

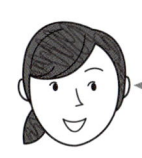

ここまでやってきて，これが答えられないワケがない。

急に威勢よくなりましたね……。薬物を血液中から除去する能力を示す薬物動態パラメータはクリアランス。クリアランスは mL/min といった，「容積/時間」の単位で表します。

答え　5

問4 フェニトインの投与量が増加したとき，代謝飽和のために値が小さくなる薬物動態パラメータはどれか。

1　全身クリアランス
2　分布容積
3　血中消失半減期
4　最高血中濃度 / 投与量
5　血中濃度時間曲線下面積 / 投与量

(第 99 回試験より改変)

代謝が飽和すると薬物が血液中からなくなるのが遅れるわけですから，えーっと。

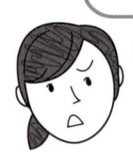

フェニトインは肝代謝型薬物で，投与量を増やすと肝代謝が飽和することが知られています。代謝が飽和すると，単位投与量あたりの処理する血液量が少なくなるのでクリアランスが低下，つまり値が小さくなります。ですから……

答え　1

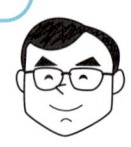

2章

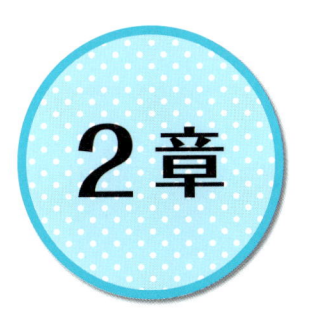

添付文書に書かれたことを患者さんに応用してみよう

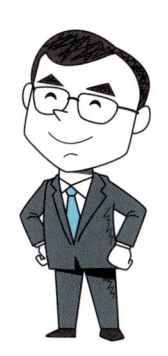

2章

1 添付文書を目の前の患者さんにどうあてはめたらいいんでしょう？

投与量の変化と薬物動態の変化の関係

さて，ここまで基本的な薬物動態パラメータの意味について説明してきました。理解できましたか？

基本的なところはわかったんですけど，実際の患者さんにどう応用していいのか，ちょっと迷うところもあります。

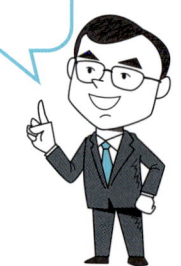

それでは，これまでの知識を応用して，どのようなことが添付文書から読み取れるかを見ていくことにしましょう。

お願いします！

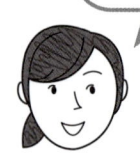

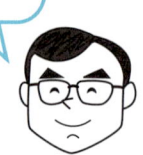

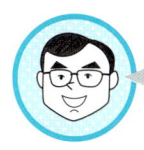

まず，添付文書を見てみましょう

ニバジール（ニルバジピン）とスプレンジール（フェロジピン）の「薬物動態」の項から，最高血中濃度到達時間（t_{max}），最高血中濃度（C_{max}），生物学的半減期（$t_{1/2}$），血中濃度－時間曲線下面積（AUC）を示しました（**図1，2**）。ここから得られる情報は，医薬品の吸収・分布・代謝・排泄に関するものですが，これまで見てきた分布容積やクリアランスの結果として，薬物の血中濃度がどのように変化するかを示しています。

ニバジール，スプレンジールはともに t_{max} が短く，投与量を増やしても t_{max} は大きな変化がないので，速やかな効果が期待できそうです。ニバジールでは投与量を増やすと，C_{max} もほぼ投与量に比例して増えており（1.48 ±

	Tmax（h）	Cmax（ng/mL）	t$_{1/2}$（h）
2 mg	1.5±0.84	1.48±0.47	10.7±2.3
4 mg	1.08±0.49	3.48±0.53	10.9±2.4

（n＝6、平均±S.E.）

図1 ニバジール錠（ニルバジピン錠）の薬物動態の項（抜粋）

投与量	Cmax(ng/mL)	Tmax(hr)	T$_{1/2}$(hr)	AUC$_{0-72}$(ng・hr/mL)
2.5mg	2.4±1.1	1.2±0.3	1.9±0.3	7.7±5.7
5mg	7.3±4.3	1.0±1.0	2.3±0.3	14.1±7.7
10mg	12.2±3.4	1.4±0.6	2.7±0.3	48.6±13.7

（平均値±標準偏差、n=6）

図2 スプレンジール錠（フェロジピン錠）の薬物動態の項（抜粋）

0.47 → 3.48 ± 0.53），$t_{1/2}$ は投与量に依存せずに一定の値です。したがって，投与量を増やすと投与量に比例して効果が強くなりそうですが，効果の持続時間には変化がなさそうです。

　一方，スプレンジールでは，C_{max} はニバジールとは異なった挙動を示しています。すなわち，5mg，10mg 投与の場合，C_{max} はそれぞれ 2.5mg 投与の 2 倍（2.4 × 2 = 4.8ng/mL），4 倍（2.4 × 4 = 9.6ng/mL）程度になると予想されますが，実際はそれよりも少し大きめの値となっています。さらに，$t_{1/2}$ も延長して AUC も比例関係から外れています。

　AUC は血液中に吸収された薬物の量に関係した値なので，投与量を増やすと投与量に対して吸収される割合が増えていることがわかります。したがって，スプレンジールで投与量を増やした場合は，C_{max} に到達する頃に薬理作用が予想よりも強く現れる可能性があります。スプレンジールの投与量が増量されたときには，t_{max} に達する時間，すなわち服用後約 1 時間で作用が強く現れますから，ほてりやふらつきを感じる可能性があります，と説明するとよいかもしれません。

> 血中濃度が上がる，ということは添付文書を見れば一目瞭然なんですが，それを患者さんへの副作用の指導に応用するところまで考えないといけないわけですね。

> せっかく添付文書に書いてあるわけですから，活用しない手はないでしょう。

> ところで先生，投与量を変えると比例的に血中濃度が上がるものと，比例的よりグンと上がってしまうものがあることは，116頁でも具体的な数値を教わりましたが，そのグンと上がる薬剤については，添付文書にもわかるよう記載されているんですか？

> すべての添付文書に記載されているわけではなさそうですが，複数の投与量での薬物動態パラメータが記載されて，C_{max}，AUC が投与量に比例し，t_{max} や $t_{1/2}$ が変化しなければ，その投与量の範囲ではヒトの体は「線形」と考えられます。

> この関係から大きく離れている場合は，投与量の変化があったときに患者さんにどんなことが起こりそうか，注意して読んでみるといいと思いますよ。

まとめ

- ★ 添付文書に異なる投与量での薬物動態パラメータが載っているときは，それぞれの値が投与量とどんな関係があるかに注目する。
- ★ 薬物血中濃度が「線形性」を示す薬物は，投与量の増加とほぼ比例して C_{max} や AUC の値が増加する。
- ★ 薬物血中濃度が「線形性」を示す薬物は，投与量を増やしても t_{max}，$t_{1/2}$ は変化しない。
- ★ 薬物血中濃度が「非線形性」を示す薬物は，投与量の増加と C_{max}，AUC の値が比例関係にならない。
- ★「非線形性」を示す薬物は，患者のクリアランスの変化の影響を受けやすく注意が必要。

2章 2 薬の併用の注意点を添付文書から読みとれますか?

薬剤の併用による薬物動態の変化

投与量を変えた際に,投与量と C_{max} や AUC などの薬物動態のパラメータが比例する薬剤とそうでない薬剤があることはわかりましたか?

わかりましたが,これは計算で導き出せるようなものではなくて,実測値から見当をつけなくてはいけないんですね。添付文書以外にもこういった値はどこかに載っているのでしょうか?

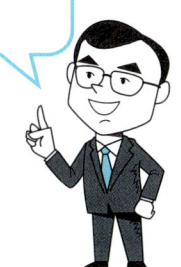

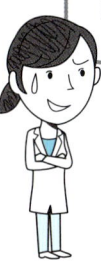

添付文書以外では,インタビューフォームやリスク管理計画に載っていることも多いですね。あるいは製品情報概要や場合によっては「審査報告書」まで遡って確かめてみることも大事です。

さて今度は,2種類の薬剤を併用したときに起こるさまざまな問題を,薬物動態パラメータの変化から考えてみることにしましょう。

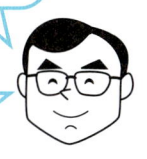

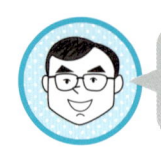

> ニカルジピンの血中濃度の上昇を
> 予測してみましょう

　ペルジピン（ニカルジピン塩酸塩）徐放性製剤の添付文書には，単回投与の結果とともに連続投与に伴う血中濃度推移の変化も示されています（図1）。特に，血中濃度が定常状態に達するまでの時間が記載されています。この情報は，初めて薬を飲む患者さんに，飲み始めてどのくらいで安定した効果を示すか説明するのに役立つでしょう。

　この図を見ると，7日目には定常状態になっていると考えられますが，$t_{1/2}$から考えると，もう少し短い時間（$t_{1/2}$の4〜5倍）で安定した効果が期待できると思われます。

　カルブロック（アゼルニジピン）の添付文書には，持続製剤の特徴として連続投与による薬物動態とともに，アゾール系抗真菌薬，ジゴキシン，HMG CoA還元酵素阻害薬，グレープフルーツジュースとの併用に伴う薬物動態パラメータの変化も記載されています。

　この前に例に挙げた，アゾール系抗真菌薬のイトリゾール（イトラコナゾール）との併用では，「健康な成人男子8例（20〜29歳）にカルブロック錠8mg及びイトラコナゾール50mgを併用投与したところ，血漿中アゼルニジピンの最高血中濃度（C_{max}）及びAUCは単独投与に比較してそれぞれ1.6倍（0.8〜3.1倍），2.8倍（1.7〜5.4倍）に増加した」とあります（図2）。ということは，イトリゾールの代謝阻害によって，薬物動態が変化しそうです。

	投与量 (mg)	Cmax (ng/mL)	Tmax (h)	AUC$_{0-12h}$ (ng·h/mL)	$t_{1/2}$[#] (h)
1日目	40	21.1	4.5	90.6	—
7日目	40	30.0	4.0	160.8	—
14日目	40	30.5	4.0	157.9	7.6

（平均値，n＝4）

図1　ペルジピン LA カプセル（ニカルジピン塩酸塩徐放性製剤）の薬物動態の項（抜粋）

2．イトラコナゾールとの相互作用[4]
健康な成人男子8例（20～29歳）にカルブロック錠8mg及びイトラコナゾール50mgを併用投与したところ、血漿中アゼルニジピンのCmax及びAUCは単独投与に比較してそれぞれ1.6倍（0.8～3.1倍）、2.8倍（1.7～5.4倍）に増加した。

投与法	C_{max}[注] (ng/mL)	T_{max} (hr)	$t_{1/2}$ (hr)	AUC_{0-tz}[注] (ng・hr/mL)
カルブロック錠単独	12.3(0.4)	2.9±0.6	8.7±1.9	61.0(0.4)
カルブロック錠＋イトラコナゾール併用	19.7(0.2)	3.6±1.3	10.0±1.6	170.9(0.2)

n＝8、mean±SD、注）幾何平均（対数変換後の標準偏差）

図2 カルブロック錠（アゼルニジピン錠）の薬物動態の項（抜粋）

たとえば「血中濃度は0.8から3.1に変化する」との表現から考えて，高くなる人も低くなる人もいそうですが，大きくなる人のほうが多そうです。また，AUCは明らかに大きくなりそうです。さらに，イトリゾールでは投与量と血中濃度が比例しない（非線形性）ので，イトリゾールの投与量がさらに高い場合には，カルブロックの血中濃度がさらに高くなる可能性があります。つまり，患者さんのモニターをしっかりする必要があるということになります。

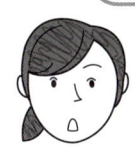

> 値が上昇するのも気になりますが，上がり方がヒトによりけっこうまちまちなんですね。

> カルブロックとイトリゾールの併用によるAUCの変化を見ると，1.7倍で収まるヒトもいれば，5.4倍になってしまうヒトもいる。これは限られた数のヒトでの試験ですから，もっと上がるヒトがいるかもしれません。

> 目の前の患者さんがどのくらい上がるかは，飲んでみなければわからないので，まずは慎重に考えたいところです。

> 初めて併用するときには，処方医への情報提供も処方箋の監査も厳しめに，ということですね。

> 今度は別の薬との併用で見てみましょう

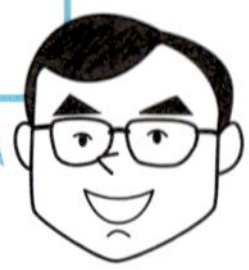

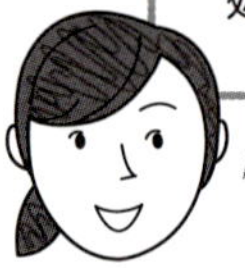

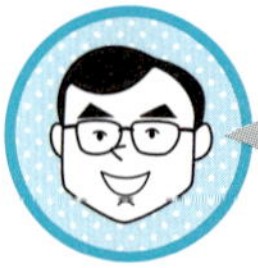

　では，カルブロック（アゼルニジピン）とジゴシン（ジゴキシン）の併用で何が起こりそうかを考えてみましょう。

　カルブロックとジゴシンを併用すると，ジゴシンの薬物動態が変化することが添付文書に記載されています（図3）。イトリゾールの例では，イトリゾールの影響でカルブロックの血中濃度が変化していましたが，今度は，カルブロックがジゴシンの薬物動態に影響を与えています。

　併用すると，カルブロックの最高血中濃度（C_{max}）は平均で40％程度高く

投与法	Cmax(注) (ng/mL)	Tmax (hr)	CL_R[#1] (L/hr)	AUC_{0-tz}(注) (ng・hr/mL)
ジゴキシン単独	1.1(0.4)	1.7±0.6	14.6±6.4	5.7(0.6)
ジゴキシン＋ カルブロック錠併用	1.6(0.4)	1.1±0.7	12.2±8.5	7.4(0.7)

n=15〔#1〕n=14〕、mean±SD、注)幾何平均(対数変換後の標準偏差)

図3 カルブロック錠（アゼルニジピン錠）の薬物動態の項（抜粋）

なるようです。また，腎クリアランス（CL_r）が低下することによって，AUC も少し大きくなっています。一見，相互作用はたいしたことがないように感じられます。しかし，ジゴシンは副作用を起こさないで効果が期待できる血中濃度の有効域が狭い薬物です。そのため，薬物の血中濃度を測定して投与管理を行う（TDM：therapeutic drug monitoring といわれる）ことで薬物管理指導料が算定できる対象薬物でもあります。

　ジゴシンのインタビューフォームによれば，中毒域は 2.5ng/mL 以上となっていますが，高齢者では，1.4 ～ 1.5ng/mL で中毒域になるという報告も記載されています。高齢者にジゴシン単独で血中濃度がコントロールできていた場合でも，カルブロックとの併用でジゴシンの副作用が発現する可能性があります。特に，高齢者や血清カリウム値が低い（または下げる薬物を併用している）場合には，注意が必要です。

　分布容積の項でも説明しましたが，ジゴシンは分布容積が大きく，生物学的半減期が長いため体外への排泄が非常に遅い薬です。いったん血中濃度が上がりすぎると，血中濃度が下がるまでに時間がかかりますので，患者さんが長時間副作用に苦しむことになりかねません。

　併用による薬物動態パラメータの変化から，どんなことが起こる可能性が高まるのかを予測することで，患者さんを守ることができます。

> お年寄りの多剤併用はけっこうありますけど，こうやって考えると心配ですね。

複数の疾患を抱えるお年寄りにはどうしても処方する薬剤が増えてしまいがちです。今回の例でもジゴシンとカルブロックとイトリゾールが併用されたら何が起こるか予測不能です。処方薬が増えたり，処方量を増やしたり減らしたりする際には，特に慎重になる必要があります。こういった情報に基づいた，薬剤師から処方医への十分な情報提供や処方提案が欠かせません。

処方提案って，医師が怒りだすんじゃないかってヒヤヒヤしますけど，患者さんが危険な目にあう可能性はできるだけ減らしたいですから，がんばります。

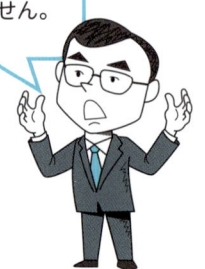

まとめ

★ 添付文書には，単独投与と併用の薬物動態パラメータの変化を記載しているものもある。

★ 併用による薬物動態パラメータの変化から，併用によって患者さんがどのようなリスクを負うかを考える。

★ 1つの薬物が別の薬物の薬物動態を変化させることがある。また，同じ薬物がほかの薬物の影響を受けて薬物動態が変化することもある。

★ 有効な血中濃度範囲が狭い薬物の薬物動態の変化には特に注意が必要。

2章 3 薬物動態パラメータから副作用が予測できるんですか?

薬物動態と医薬品の副作用との関係を考える

投与量の変化や併用で薬物動態の値がどのように変化するかを知れば,副作用を未然に防ぐこともできそうです。

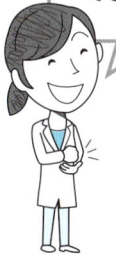

そうですね。では今度は添付文書に記載された薬物動態の値と副作用の関係について推測してみましょう。

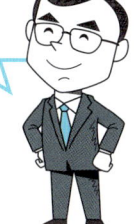

そんなことができるんですか?

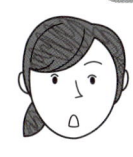

推測できる場合もあります。患者さんの特性に応じて適切な薬剤を選択するときの参考にもなるかと思います。

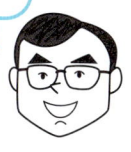

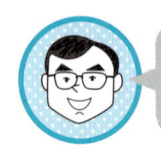

> 抗菌薬を小児に投与する場合で考えてみましょう

　それでは，薬物動態の項の記載内容から副作用の原因を予測できる可能性を示してみたいと思います。

　抗菌薬の内服用製剤は，服用によって腸内細菌叢のバランスを崩して，下痢などの消化器症状を起こすことがあります。特に小児では下痢によって体力を消耗し，感染菌は除去できても回復が遅れるケースが少なくありません。抗菌薬による下痢や軟便などの消化器症状の起こりやすさを予測することができれば，腸が過敏な子どもに適した薬物を選択したり，下痢予防の対策を立てることができるかもしれません。そんな可能性を，薬物動態パラメータから見ていきたいと思います。

　それにはまず，その薬物が，腎排泄型薬物かどうかを見極める必要があります。腎排泄型薬物の多くは，消化管から吸収されて血液中に入り，腎臓から未変化体のまま尿中に排泄される割合が高いのが特徴です。腎排泄型薬物を見極めるときは，静脈内投与後の未変化体の尿中排泄率がわかれば，最も信頼できる情報となります。ただし，経口投与後の未変化体の排泄率が記載されているときは，その薬物の吸収率の影響を受けているので注意が必要です。たとえば，尿中排泄率が投与量の50％だったとしても，吸収率が投与量の50％ならば，吸収された薬物の100％が尿中に排泄されたことになります。

　腎排泄型薬物にもかかわらず，尿中未変化体の排泄される割合が低い場合は，吸収率が低く，吸収されずに消化管を通過して糞便中に排泄される割合が高いことが考えられます。

> 先生，もう一度整理していただいていいですか？

> すごくおおざっぱにいうと，薬物が未変化体のまま腸管を通過する割合が高い場合は，消化器症状の副作用を起こす可能性に注意が必要，ということです。

> 腎排泄型の薬物だと，尿中の未変化体の排泄割合から見当をつけられるんですね。では肝臓で代謝・排泄される薬物はどう考えたらいいんでしょうか？

> 肝臓で代謝されるタイプの薬物には，胆汁といっしょに消化管に排泄されるものがあります。ですから，抗菌薬の場合，代謝物にも抗菌活性がある場合には，肝代謝型薬物でも消化器症状の副作用が出やすいと考えられます。

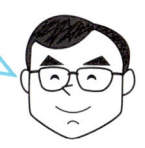

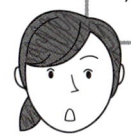

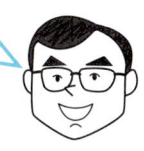

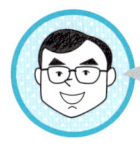

未変化体の排泄率は消化器症状の頻度と関連するんです

　表1に，セフェム系あるいはカルバペネム系で小児用の製剤が市販されている，いくつかの抗菌薬の添付文書から，薬物動態の記載をまとめてみました。

　オラスポア（セフロキサジン水和物）は腎排泄型の薬物で，吸収された後，ほとんどがそのまま尿中に排泄されます。バナン（セフポドキシムプロキセチル）も腎排泄型で，12時間までの排泄率は40〜50％と記載されています。これら2つの抗菌薬は，多くが未変化体として尿中に排泄される割合が比較的高く，吸収されずに腸管に達する割合は低いと考えられます。

　一方，ファロム（ファロペネムナトリウム水和物）は，同様に腎排泄型との記載がありますが，未変化体の尿中排泄率は数％〜20数％止まりです。こ

表1 抗菌薬の小児用ドライシロップ製剤の添付文書に記載された薬物動態の記述と副作用の記述(抜粋)

	薬物動態の記述	副作用の記述
オラスポア小児用ドライシロップ10%(セフロキサジン水和物)	主として腎より未変化体として排泄され,小児に10mg/kgまたは20mg/kgを食後1時間に1回経口投与後,6時間までの尿中排泄率は88.3〜94.3%である。	総症例13,048例中168例(1.3%)に202件の副作用が認められ,主な副作用は,下痢90件(0.7%),発疹23件(0.2%),好酸球増多15件(0.1%),AST(GOT)上昇15件(0.1%),ALT(GPT)上昇13件(0.1%)であった。(再審査終了時)
バナンドライシロップ5%(セフポドキシムプロキセチル)	吸収時に腸管壁エステラーゼにより加水分解され,腎を介して尿中に排泄される。セフポドキシムとして循環血に移行し,食後投与後12時間までの尿中回収率は約40〜50%である。	総症例12,615例中副作用の報告されたものは317例(2.51%)であった。その主なものは消化器症状(下痢・軟便:0.40%,胃部不快感:0.10%,嘔気・悪心・嘔吐:0.09%)などであった。(再審査終了時および効能追加時)
ファロムドライシロップ小児用10%(ファロペネムナトリウム水和物)	主として腎より排泄され,小児(食後)における5および10mg(力価)/kg経口投与時の尿中排泄率(0〜6時間)はそれぞれ3.7および3.1%で,最高尿中濃度は5mg(力価)/kg投与では2〜4時間で27μg/mL,10mg(力価)/kgでは0〜2時間で41μg/mLであった。	市販後の使用成績調査において,総症例3,613例中報告された副作用は367例(10.2%)で,主な副作用は下痢・軟便349件(9.7%),発疹10件(0.3%),嘔吐4件(0.1%),蕁麻疹3件(0.1%)などであった。(再審査終了時)
クラリシッド・ドライシロップ10%小児用(クラリスロマイシン)	小児患者に5mg(力価)/kgを単回経口投与し,バイオアッセイ法で測定したところ,投与後6時間までに投与量の25.8%が尿中へ排泄された。	製造販売後の使用成績調査において総症例22,964例(成人16,897例,小児6,067例)中,副作用は成人129例(0.76%),小児54例(0.89%),合計183例(0.80%)に認められた。その主なものは発疹41件(0.18%),下痢32件(0.14%)であった。
エリスロシンドライシロップ10%(エリスロマイシンエチルコハク酸エステル)	主として胆汁中に排泄され,尿中排泄は経口投与量の5%以下である。	3,487例中138例(4.0%)に副作用がみられ,主なものは悪心・嘔吐(1.2%),下痢(1.0%),食欲不振(0.8%)等の消化器症状であった。(再評価結果)

の結果からファロムは吸収されずに腸管に達し糞便中に排泄される割合が高いと予想されます。

その結果を反映して、下痢の副作用の発現頻度はオラスポアで0.7％，バナンで0.4％ですが，ファロムでは9.7％になっています。この結果から，ファロムは吸収率が低く，吸収されなかった薬物が消化管をそのまま通過してしまうことで大腸の細菌のバランスを乱してしまい，下痢などの消化器症状を起こしやすいものと考えられます。

このように，添付文書の情報から吸収されなかった薬物の挙動を推定し，副作用の原因が類推できる場合もあるわけです。

> 腎排泄型なのに未変化体の尿中排泄率が低い薬物は，消化器症状に注意が必要，というお話でしたね。

> 薬物動態パラメータと副作用の頻度を見比べると，そんな関係が浮かび上がってくることがわかりましたか。

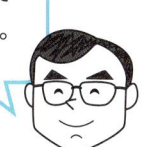

また，マクロライド系抗菌薬は肝臓で代謝される割合が高いのですが，一部は腎臓から排泄されます。クラリシッド（クラリスロマイシン）では，1/4程度が尿中に排泄されますが，エリスロシン（エリスロマイシンエチルコハク酸エステル）では尿中に排泄される割合は低く，胆汁中に排泄されたエリスロシンはそのまま腸管に達し，消化器症状の副作用の発現率が高くなる可能性が考えられます。

当然，抗菌薬の投与目的は感染症対策ですから，消化器症状の副作用だけで優劣が決まるわけではありません。しかし，処方された抗菌薬の頻度の高い副作用の理由が理解できれば，対処法を探すことも可能となります。下痢などの消化器症状の副作用が多い抗菌薬の投与では，抗菌薬にも耐えることのできる乳酸菌製剤の併用も1つの方法です。

まずは起因菌に適した薬物を選ぶこと，さらに患者さんの特性に応じて適した薬物を選ぶことができればベストですね。

　副作用症状ばかりに気をとられて，的外れな薬剤を投与して効果がなかったり，耐性菌を生む要因になったりしたのでは本末転倒ですから，そこは気をつけてくださいね。

まとめ

★ 薬物の副作用の原因も薬物動態から推定できる場合がある。

★ 腎排泄型の薬物は，未変化体のまま尿中に排泄される割合が高い。

★ 腎排泄型薬物で未変化体の尿中排泄率が低いときは，吸収率が低いことを疑う。

★ 吸収された薬物だけでなく，吸収されなかった薬物の動きにも注意が必要。

2章 4 薬物動態パラメータから用法用量がうまく予測できないこともあります

薬効薬理の情報を活用する方法

おかげさまで，薬物動態の情報が添付文書の用法用量と深い関係があることが，なんとなくわかってきました。

わかりやすい例を挙げたので，関係が理解しやすかっただろうと思います。ですが，いつもそんなにわかりやすいわけではありません。

そうだろうと思いました。そんなときはどうすればいいんでしょうか。

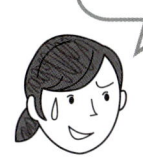

では次に，薬物動態パラメータと用法用量との間の関係が弱いときの考え方を説明しましょう。

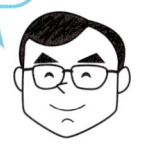

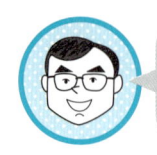

作用が血中濃度と関係しない薬物もあります

1章-4では，NSAIDsの例で消失速度定数から用法（1日何回服用するのか）が，ある程度理解できることをお話ししました。しかし，いつも，この方法が役立つわけではありません。この考え方が通用しないこともありますのでその例を挙げてみましょう。

たとえば，消失速度定数から用法や作用時間などが推定できない理由として，薬物の作用の強さや持続時間が血中濃度との比例関係とならない場合が考えられます。数種類のカルシウム拮抗薬（Ca拮抗薬）の薬物動態と用法の関係を見てみます。

ニフェジピンカプセル「サワイ」の添付文書には，薬物動態パラメータの表（**図1**）があります（アダラートにも同様の薬物動態の記載がありますが，2コンパートメントモデルで解析しており，他の薬物と比較しづらいので後発医薬品のデータを用いて比較しています）。

ニフェジピンカプセル「サワイ」の高血圧症に対する用法（他の徐放化していないニフェジピンカプセルも同様）は，「ニフェジピンとして，通常成人1回10mgを1日3回経口投与する」となっています。薬物動態の表を見てみると，生物学的半減期は3.0時間と短く，効果を持続させるためには1日に複数回投与する必要性がわかります。

同じニフェジピン製剤でも徐放化した製剤では薬物動態は変化します。ニ

各製剤1カプセル投与時の薬物動態パラメータ

	C_{max} (ng/mL)	T_{max} (hr)	$T_{1/2}$ (hr)	$AUC_{0\text{-}8hr}$ (ng·hr/mL)
ニフェジピンカプセル 10mg「サワイ」	163±44	0.5±0.1	3.0±1.4	245±37

(Mean±S.D.)

図1 ニフェジピンカプセル「サワイ」の薬物動態の項（抜粋）

フェジピンL錠では，高血圧症に対する用法として「ニフェジピンとして，通常成人1回10〜20mgを1日2回経口投与する」と書かれているように，1日の服用回数が少なくなります。生物学的半減期は5.44時間と，徐放化していない製剤に比べて長くなっています（**図2**）。

　速放性製剤でも徐放化した製剤でも，薬物の吸収が終わればその後の生物学的半減期（消失速度定数）は変わらないはずです。しかし，徐放化した製剤では，生物学的半減期が長くなっていますので，血中濃度のピークが過ぎても長時間にわたって吸収が続いていることがわかります。吸収と血液からの消失のバランスをうまくコントロールすることで徐放化を実現していることになります。

　次に，アムロジン（アムロジピン）について見てみます。アムロジンの高血圧症に対する用法は「アムロジピンとして2.5〜5mgを1日1回経口投与する」と書かれており，投与回数が1日1回となっています。それに応じて，生物学的半減期も長くなっており（**図3**），用法と薬物動態の関係は矛盾なく説明できそうです。

	判定パラメータ		参考パラメータ	
	AUC (ng・h/mL)	Cmax (ng/mL)	T_{max}(h)	$T_{1/2}$(h)
ニフェジピンL錠 10mg「三和」	177.8 ±25.8	23.5 ±2.2	2.7 ±0.4	5.44 ±1.15

(Mean±S.D., n=14)

図2 ニフェジピンL錠「三和」の薬物動態の項（抜粋）

剤　　形	アムロジピンとしての投与量(mg)	Tmax (hr)	Cmax (ng/mL)	AUC0〜72hr (ng・hr/mL)	T½ (hr)
アムロジンOD錠2.5mg (24例)	2.5	6.0±0.8	1.13±0.25	37.1±10.2	37.8±6.8
アムロジン錠2.5mg (24例)	2.5	5.8±1.0	1.23±0.26	38.0±10.1	36.5±4.2

図3 アムロジンOD錠（アムロジピン口腔内崩壊錠）の薬物動態の項（抜粋）

うまく説明できちゃいましたよ。

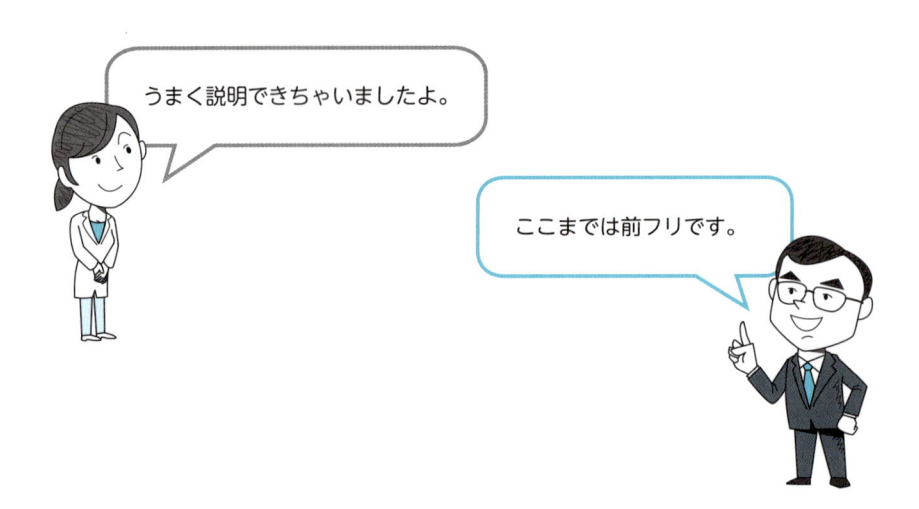

ここまでは前フリです。

　では，用法と薬物動態の関係がうまく説明できない例を挙げてみます。バイミカード（ニソルジピン）では，高血圧に対する用法は，「ニソルジピンとして 5～10mg を 1 日 1 回経口投与する」となっていますが，薬物動態の記載は 5mg 経口投与時の生物学的半減期は 8.49 時間，10mg 経口投与時で 9.84 時間となっています（**図 4**）。

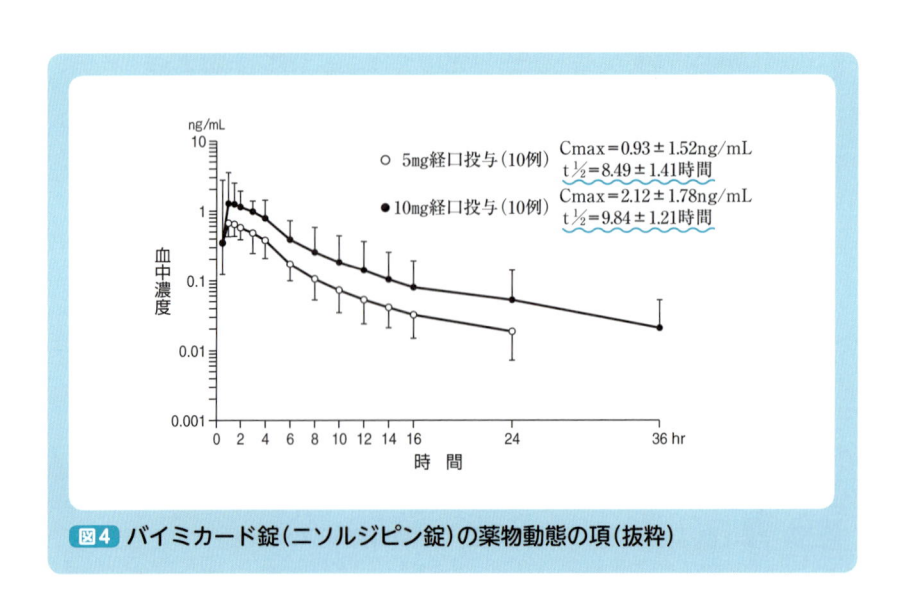

図4 バイミカード錠（ニソルジピン錠）の薬物動態の項（抜粋）

これまでの，ニフェジピンやアムロジピンの用法と生物学的半減期の関係から推定すると，ニソルジピンでは，生物学的半減期がそれほど長くないにもかかわらず，1日の投与回数が少ないように感じられます。

　もう1つ例を挙げてみます。コニール（ベニジピン塩酸塩）の高血圧症に対する用法は「ベニジピン塩酸塩（コニール）として1日1回2～4mgを朝食後経口投与する」となっています。しかし，薬物動態パラメータでは，生物学的半減期が1時間程度になっています（図5）。これは，これまでの考え方が通用しません。

　どう考えたらよいのでしょうか？

> 生物学的半減期が1時間ちょっとだと，1日1回投与では次回投与直前の血中濃度はC_{max}の$1/2^{24}$になっちゃいますね。それでも効果が持続するんでしょうか？

> 今までの話と噛み合わないデータですよね。なぜそうなるのか，カラクリを説明しましょう。

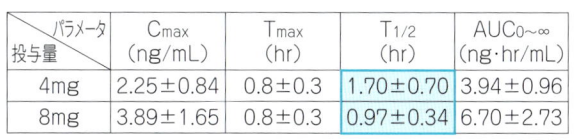

パラメータ 投与量	C_{max} (ng/mL)	T_{max} (hr)	$T_{1/2}$ (hr)	$AUC_{0～∞}$ (ng·hr/mL)
4mg	2.25±0.84	0.8±0.3	1.70±0.70	3.94±0.96
8mg	3.89±1.65	0.8±0.3	0.97±0.34	6.70±2.73

mean±S.D.

図5 コニール錠（ベニジピン塩酸塩錠）の薬物動態の項（抜粋）

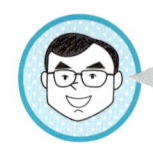

> 理解のカギは
> 薬効薬理の作用機序の記載にありました

　では，先ほど挙げた4つのCa拮抗薬の作用機序の記載を並べてみます（**表1**）。

　ニフェジピンでは，Ca拮抗薬の作用によって，冠血管の拡張と末梢血管抵抗を減らすことで抗高血圧作用を示します。アムロジピンも基本的に同様な作用機序になっています。ただ，作用は緩徐で持続性を示すことが書かれています。

　ニソルジピンでは，Ca拮抗薬受容体に対する結合性に優れかつ持続的である．との記載があります。これは，血中濃度が下がっても，薬物とCa拮抗薬受容体と結合していると考えられます。そのため，薬物動態で考えられる用法よりも短い用法で効果が発揮できると考えられます。

　ベニジピン塩酸塩では，さらに，DHP（ジヒドロピリジン）結合部位への親

表1 Ca拮抗薬の作用機序の記載に関する一覧

薬物名	作用機序の記載
ニフェジピン	ニフェジピンは筋の興奮収縮連関物質であるCaの血管平滑筋及び心筋細胞内への流入を抑制して，冠血管を拡張するとともに全末梢血管抵抗を減少させ，抗高血圧作用と心筋酸素需給バランスの改善作用をあらわす。
アムロジピン	細胞膜の電位依存性カルシウムチャネルに選択的に結合し，細胞内へのCa^{2+}の流入を減少させて冠血管や末梢血管の平滑筋を弛緩させる。そのカルシウム拮抗作用は緩徐に発現するとともに持続性を示し，また心抑制作用が弱く血管選択性を示すことが認められている。
ニソルジピン	Ca拮抗薬受容体に対する結合性に優れかつ持続的である．1日1回の投与で優れた臨床効果を発揮する。
ベニジピン塩酸塩	本剤は細胞膜の膜電位依存性CaチャネルのDHP結合部位に結合することによって細胞内へのCa流入を抑制し，冠血管や末梢血管を拡張させる。 なお，本剤は細胞膜への移行性が高く，主として細胞膜内を通ってDHP結合部位に結合すると推定されており，更に摘出血管収縮抑制作用及びDHP結合部位親和性等の検討によりDHP結合部位への結合性が強く，また解離速度も非常に遅いことが確認されており，薬物血中濃度とほとんど相関せずに作用の持続性を示す。

和性が高く，解離速度（薬物が受容体から離れる速度）が非常に遅いことから，薬物血中濃度とほとんど相関せずに作用を示すことが書かれています。

　ここでは，薬物と受容体との結合だけでなく，結合の強さが作用時間に大きく影響していることがわかります。本書では，はじめにも書いたように，主に薬物動態（血中濃度の上昇が効果の強さと関係している）と考えて，薬物動態パラメータの使い方を説明してきましたが，必ずしも血中濃度だけで薬物の効果を推定することはできません。Ca拮抗薬の例では，血中濃度だけでなく，薬物と受容体の結合が薬効に影響している場合は薬力学的作用といわれることがあります。

> 薬物が受容体から離れにくい性質をもっているので，血中濃度がどんどん下がっても，効果が続くということなんですね。

> 薬物がCaチャネルを塞いで働かなくしている間は効果が続きますから，そういうことが可能になるんですね。

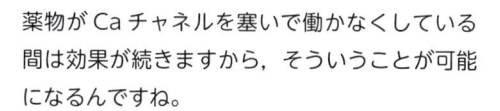

　このように，薬物動態パラメータで薬物の効果が現れたり消失したりする時間を予想することができることもありますが，必ずしも万能ではありません。薬物動態情報を使うためには，薬物動態の項だけでなく，添付文書の他の部分もよく読んで，薬物の効果と薬物動態の関係を理解する必要があることを示しています。

薬物動態を理解すれば，添付文書に記載されたコトバからその薬物の特徴がわかるということを，逆説的に教えてもらった感じがします。

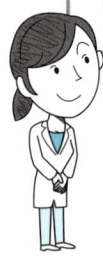

添付文書がちゃんと読めるということは，特定の分野だけ理解できてもだめなんです。総合的に理解して判断できることが大切なんですよ。

まとめ

★ 薬物動態パラメータだけで，作用時間や強さを説明できないことがある。

★ 薬物と受容体の結合の強さや外れにくさが作用時間と関係していることがある。

★ 薬物動態パラメータだけで説明できないときは，添付文書の他の部分(たとえば薬効薬理の項)を参考にする。考えるヒントが隠れていることがある。

2章 5

剤形が異なると薬物動態はどのように変わるのでしょうか？

製剤と薬物動態の関係

喘息の薬で皮膚に貼る薬がありますよね。皮膚を通過した薬物も吸収されて血液中に入るんですか？

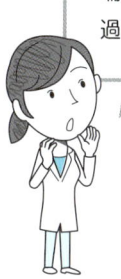

貼付剤でも薬物は皮膚を透過して血液中に入ります。でも，薬物動態は経口投与の場合とはかなり違います。

経口投与された場合よりも皮膚からはゆっくり吸収されるようなイメージがあります。

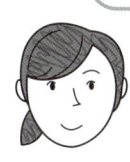

そうですね。じゃあ，経口投与の場合と経皮投与の場合の血中濃度推移がどのように違うかを見てみますか。

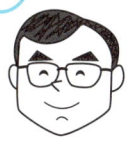

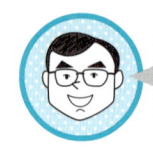

> いつものように添付文書から見ていきましょう

　経口製剤と貼付剤の両方の薬物動態の記載がある薬剤にホクナリン（ツロブテロール）があります。それでは、ホクナリン錠とホクナリンテープの添付文書から薬物動態の記載を見てみます（**図1，2**）。投与量はいずれも2mgで単回投与です。添付文書上の用法は、ホクナリン錠は1日2回、ホクナリンテープは1日1回です。

　貼付剤では、「有効血中濃度になるのにどのくらい時間がかかるのか？」とか、「どのくらいの間、薬物の効果があるのか？」が気になるところです。ここでは、上の2つのデータから血中濃度推移をシミュレーションして、2つの製剤の血中濃度を推測してみます。計算はやや複雑なので結果だけを示しますが、限られたデータからでも血中濃度推移を推定して比較できる可能性があることをおわかりいただければと思います。

C_{max} (ng/mL)	T_{max} (hr)	$AUC_{0\sim10}$ (ng・hr/mL)	$T_{1/2}$ (hr)
6	3	30.5	3.19

図1 ホクナリン錠（ツロブテロール錠）の薬物動態の項（抜粋）

C_{max} (ng/mL)	T_{max} (hr)	$AUC_{0\sim\infty}$ (ng・hr/mL)	$T_{1/2}$ (hr)
1.35±0.08	11.8±2.0	27.79±1.58	5.9±0.6

図2 ホクナリンテープ（ツロブテロールテープ）の薬物動態の項（抜粋）

> 計算ですか。

> そんなに身構えなくても……。

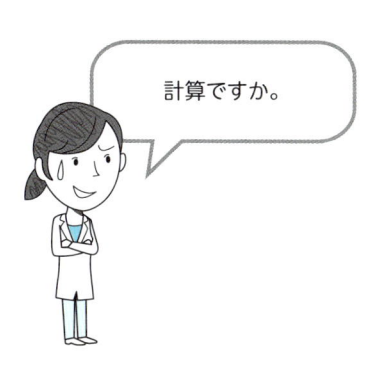

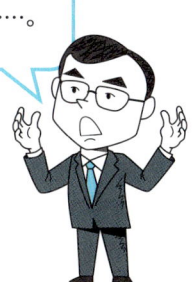

　ということで詳細は省略しますが，吸収過程がある場合の血中濃度推移は吸収速度定数（ka）と消失速度定数（ke）を使って次の式で表現できることが知られています。どんな式を使ったのか気になる読者のために式を書きましたが，この式に深入りすることはしません。

$$C = \frac{ka \cdot C_0}{(ka - ke)} \{\exp(-ke \cdot t) - \exp(-ka \cdot t)\}$$

　この式と添付文書情報を使い，まず，生物学的半減期から消失速度定数を求めます（49頁参照）。次に，最大血中濃度到達時間が添付文書に記載されている時間になるように吸収速度定数を求めます。最後に，最大血中濃度到達時間での血中濃度が C_max になるように C_0 を求めます。

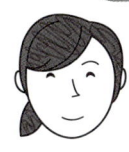

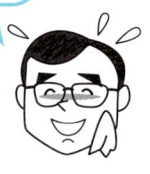

> 気をつかっていただいてありがとうございます。

> なぜこの式になるかは，学生時代の教科書を読み返して確認してみてください。

> 気になるシミュレーションの結果は……

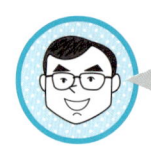

　さて，求めたデータを用いて単回投与後の血中濃度のシミュレーションをしてみましょう。**図3**のグラフは，経口投与の場合は1日2回12時間ごと，経皮吸収の場合は1日1回24時間ごとの投与でどのような血中濃度推移になるかをシミュレーションしたものです。

　経口投与では初回投与3時間後に6ng/mL，貼付剤では初回投与後10時間過ぎあたりに1ng/mLを少し超えたくらいのピークがあります。うまく，シミュレーションできたようです。

　ツロブテロールの有効血中濃度を論文情報から調べたところ，1ng/mL以上と記されています。経口投与後の血中濃度推移から判断すると，次回の服用時にはかなり血中濃度が下がってきていますので，服用を忘れたり，たまたま投与間隔が広がると血中濃度が有効血中濃度以下になる可能性があることがわかります。

　貼付剤では，はじめの血中濃度の立ち上がりが緩やかですが，5～6時間後には有効血中濃度に達していると推定できます。2回目に貼付する時間が守られると，その後は有効血中濃度を維持している様子がわかります。

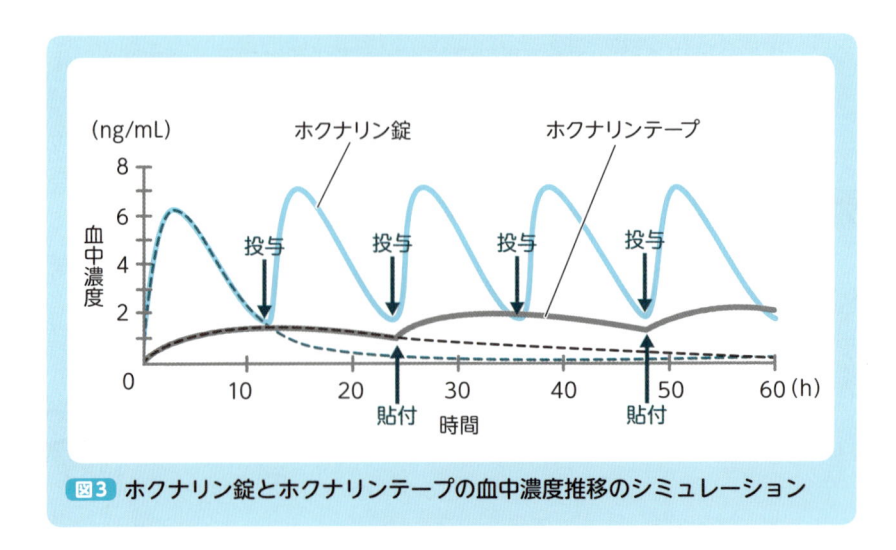

図3 ホクナリン錠とホクナリンテープの血中濃度推移のシミュレーション

少し上級テクニックですが，薬物動態学の知識と添付文書情報を利用すると，患者さんに守ってほしい点が明らかになることがあります。

> さすがに自分でここまでやるのはたいへんそうですが，計算が得意なうちの新人君に頼めばいいか……。でも，こういったシミュレーションは，うちのパソコンでもできるんですか？

> これはマイクロソフト「エクセル」でできますので，パソコンが好きな人に頼めばやってくれると思いますよ。

> 新人君はパソコン大好き人間なので，いつかチャレンジしてもらおうと思います。

> 自分でやってもいいんですよ。ともあれ，添付文書の薬物動態パラメータからいろんな情報が引き出せることがおわかりいただけましたか。

> はい，薬物動態パラメータから薬のいろんな特徴が見えてきて，患者さんに説明するためのヒントがたくさん詰まっていることがわかりました。ありがとうございます。

> どういたしまして。

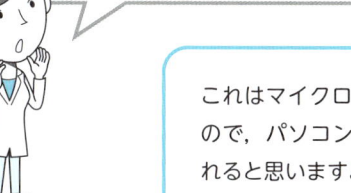

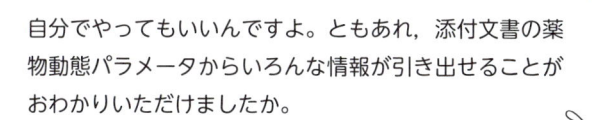

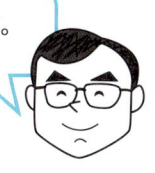

Column
あの複雑な式の計算の仕方について

　先ほどは気をつかって詳しく書きませんでしたが，知りたい読者諸兄のためにもう少し詳しく説明します。決して，もう少し説明したい著者のためではありません。詳しくは，薬物速度論に関して説明が載っている薬物動態学の教科書や専門書を参考にしてください。

1) 消失速度定数は消失半減期から　$ke = 0.693/t_{1/2}$ で求めることができます。
2) 最高血中濃度到達時間は以下の式で求められますので，1) で得られた ke と添付文書情報で得られた t_{max} の値から ka を求めます。

$$t_{max} = \frac{\ln(ka/ke)}{ka - ke}$$

3) C_{max}（t_{max} における血中濃度）は以下の式で求められます。添付文書から得られる C_{max} を再現するように C_0 を求めます。

$$C_{max} = C(t_{max}) = C_0 \left(\frac{ke}{ka}\right)^{ke/(ka-ke)}$$

4) 得られた ke，ka，C_0 を

$$C = \frac{ka \cdot C_0}{(ka - ke)} \{\exp(-ke \cdot t) - \exp(-ka \cdot t)\}$$

に代入すると血中濃度がシミュレーションできます。

（場合によっては，添付文書に記載されている値から C_{max} を再現するには，縦軸を少し調整する必要がある場合もあるようです）

まとめ

★ 薬物動態パラメータを使って血中濃度推移をシミュレーションすることが可能。

★ 血中濃度推移から，患者さんに服薬説明する際のヒントが得られることがある。

国試でフォローアップ〈5〉

患者さんの状態の変化は薬物動態に密接な関係があるんですね。

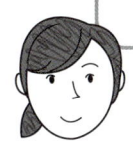

ですから，国家試験の問題にも多く取り上げられていますよ。さっそく解いてみましょう。

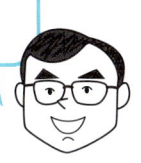

問1　次の記述の正誤を答えよ。
非代償性肝硬変では，血漿アルブミン量の低下により，血漿中薬物の非結合形の割合が増加する。　　　　　　　　　　（第89回試験より改変）

肝硬変では血漿アルブミン量が減少するというのは正しそうですから……。

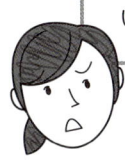

そうなるとどうなるか，が肝心ですね。肝硬変で血漿アルブミン量が低下すると，血漿中でタンパク結合できない薬物が相対的に増えるので，非結合型薬物の割合は増加することになります。ですから……

答え　正

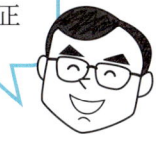

問2 次の記述の正誤を答えよ。

腎不全では，糸球体濾過速度の低下により，クレアチニンクリアランスと全身クリアランスが等しい薬物の生物学的半減期は減少する。

(第89回試験より改変)

生物学的半減期が減少する，というのは薬物が出ていくスピードが遅くなるという意味ですか？

いえいえ，逆です。値が減少するということは早く出ていくという意味ですよ。クレアチニンクリアランスと全身クリアランスが等しいので，この薬物は腎排泄型であることがわかります。ですから，腎機能が低下して糸球体濾過速度が低下すると，腎クリアランス（＝全身クリアランス）は低下します。クリアランスが低下すると薬物の消失は遅くなるので，生物学的半減期は長くなる，つまり増大します。

答え 誤

問3 次の記述の正誤を答えよ。

腎排泄が主たる消失経路の薬物について，静脈内投与量を増加したときに血中消失半減期が長くなった。原因として，腎尿細管分泌過程の飽和が起きた可能性が考えられる。ただし，この薬物の腎クリアランスは低投与量では，糸球体濾過速度より大きい。（第89回試験より改変）

> 難しいことが書いてありますけど，半減期が長くなったのは腎クリアランスの飽和が原因だ，という可能性が正しいかどうかなんですね。

> わかりづらいですが，そういう問題です。腎排泄型薬物の静脈投与での投与量を増やしたときに血中消失半減期が長くなったということは，腎クリアランスの低下が考えられます。腎クリアランスは，糸球体濾過量＋尿細管での分泌－尿細管での再吸収の3つの要素が関係していますよね。血中消失半減期が長くなる可能性は，①糸球体濾過量の低下，②尿細管での分泌の低下，③再吸収の増加 ── が考えられます。腎クリアランスは糸球体濾過速度よりも大きいので，再吸収が変わらなければ，なんらかの原因で分泌のほうが低下したことになります。

> つまり，与えられた条件から考えられる原因として，腎尿細管分泌過程の飽和（飽和するので尿細管への分泌量が少なくなる）だろうといえます。
>
> 答え　正

問4 次の記述の正誤を答えよ。

肝代謝が主たる消失経路の薬物について、静脈内投与量を増加したときに血中消失半減期が短くなった。原因として、肝代謝過程の飽和が起きた可能性が考えられる。ただし、薬物の投与量を増加しても肝血流速度は一定である。 （第89回試験より改変）

> 今度は肝代謝型薬物の場合ですね。

> 肝代謝型薬物の静脈投与での投与量を増やしたときに血中消失半減期が長くなったので、肝クリアランスの低下が考えられます。肝血流量が変わらなければ、肝代謝過程で飽和が起こると代謝されない薬物が増えるので、消失半減期は長くなります。
>
> **答え** 誤

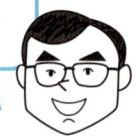

問5 次の記述の正誤を答えよ。

肝代謝が主たる消失経路の薬物について、2倍量の薬物を経口投与したとき、血中濃度－時間曲線下面積（AUC）は1.5倍であった。原因として、肝代謝過程の飽和が起きた可能性が考えられる。ただし、この薬物の血漿タンパク結合率は一定である。 （第89回試験より改変）

「投与量に比べて AUC の増え方が低い原因は？」という問いですね。

肝代謝型薬物の場合，経口投与の投与量を2倍にすると，代謝に飽和現象がなければ AUC も2倍になります。もし，肝代謝過程に飽和があれば，代謝されない薬物が増えるので，AUC は2倍よりも大きくなるはずです。つまり誤ですね。では何が起きたのでしょうか。この文章だけからは原因は特定できませんが、たとえば、吸収に飽和現象が起こり、吸収率が下がった可能性があります。

答え 誤

あとがき

　本書を書き出すにあたって，学生時代の薬剤学のノートを引っ張り出して，薬物動態に関して何を習ったかを調べてみました。そこには薬物の有効性を示す指標としてバイオアベイラビリティーが紹介され，血中濃度と分布容積の関係だけが書かれていました。時間にして1回分の講義でした。おそらく，40年近く前の薬学教育のなかで薬物動態学の取り扱いはその程度だったのです。その後，薬物動態学は薬学教育のなかで重要性を増し，今では薬学生にとって必須の学問領域となりました。しかし，多くの数式が出てきますから苦手意識をもつ学生も少なくありません。そのような学生に薬物動態学の考え方をなんとか患者ケアに応用できるかたちで伝えたいという気持ちで作成した資料が，本書の基本となっています。

　とはいえ，著者らは薬物動態学を専門に研究してきたわけではなく，大学においても関連する科目を担当しているわけでもありません。そのような著者が，浅学を顧みずこのような本を出版するのはいかにもおかしなことだと思っています。しかし，薬学教育が，モノ中心から患者ケアを中心とした考え方の教育に変わっていくなかで，薬物動態学がもっと患者ケアに役立つことを意識した副読本があってもよいのではないかと考えるようになりました。本書のなかで，添付文書，患者ケアを中心にして薬物動態学の考え方を解説するにあたり，薬物動態学の専門家ではない著者たちだからこそ学問的縛りを受けずに自由に書くことができた部分もあったと思っています。

本書を読むことで，薬物動態学が決して数式だらけの難しい学問ではなく，患者の安全を守るために有効に使うことができることを理解していただける薬剤師が増えることを期待しています。

> ええっ！　昔は薬物動態学がなかったんですか？　薬物動態を知らずに薬物治療は成り立たないと思うんですが……。

> 私が学生だった頃は，まったくなかったわけではありませんが，今のように時間をかけて習ってはいなかったですね。薬学がモノの学問からモノを患者さんに適応する学問へと変わるなかで，相対的に重要性が増して，学問領域として独立してきたわけです。

> そういった薬学の進歩は，ひとえに患者さんのより良い薬物治療のためなんですね。

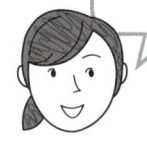

索 引

数 字

1 コンパートメントモデル ……… 41
2 コンパートメントモデル ……… 42

アルファベット

absorption ……………………………… 4
ADME ……………………………………… 3
Area Under the Curve ……………… 70
AUC ………………………………… 8, 70
CL …………………………………………… 92
CL_{cr} ……………………………………… 105
CL_{tot} ……………………………………… 93
C_{max} ………………………………………… 8
distribution …………………………… 5
excretion ……………………………… 6
first pass effect …………………… 70
ke ………………………………………… 43
metabolism …………………………… 6
pharmacokinetics …………………… 3
PK ………………………………………… 3
$t_{1/2}$ …………………………………… 48
t_{max} …………………………………………… 8
Vd …………………………………………… 15

五十音

あ
一次消失過程 ………………………… 44

か
肝機能 …………………………………… 113
 ── が低下している患者 ……… 29
肝クリアランス …………… 105, 113
肝固有クリアランス ……………… 114
間質液 …………………………………… 19
肝代謝型薬物 ……………………… 105
肝代謝の飽和 ……………………… 120
吸収 ……………………………………… 4
クリアランス ………………………… 92
クレアチニン ……………………… 105
 ── クリアランス …………… 105
血液 ……………………………………… 19
血中濃度曲線下面積 ……………… 70
健康人のクレアチニンクリアランス
 …………………………………………… 107
コッククロフト・ゴールトの式
 …………………………………………… 107
コンパートメントモデル ……… 41

さ

細胞外液 ……………………… 18
細胞内液 ……………………… 18
糸球体濾過能力 ……………… 105
消失 …………………………… 39
消失速度 ……………………… 45
　──定数 …………………… 43
初回通過効果 ……………… 4, 70
腎機能 ………………………… 105
腎クリアランス ……………… 105
腎排泄型薬物 ………………… 105
生物学的同等性 ……………… 71
生物学的半減期 ……………… 48
生物学的利用能 ……………… 70
生物学的利用率 ……………… 70
絶対的生物学的利用率 ……… 73
全身クリアランス …………… 93
相対的生物学的利用率 ……… 73
組織移行性 …………………… 19

た

代謝 …………………………… 6
タンパク結合の飽和 ………… 120
タンパク結合率 …………… 5, 120
定常状態 ……………………… 55

は

バイオアベイラビリティー … 70
排泄 …………………………… 6
非線形性 ……………………… 117
分布 …………………………… 5
分布容積 ……………………… 15
　──が大きくなる原因 …… 27
　──の大きな薬物 ………… 21
　──の小さな薬物 ………… 20
飽和現象 ……………………… 117

や

薬物動態パラメータ ……… 8, 11
遊離 …………………………… 5

山村　重雄（やまむら　しげお）

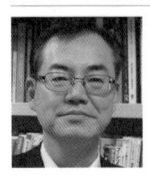

- 1979年　東邦大学薬学部薬学科卒業
- 1980年　東邦大学薬学部助手（薬剤学教室）
- 1994年　千葉大学で博士（薬学）の学位所得
- 1994年　アルバータ州立大学留学
- 1995年　東邦大学薬学部助教授（医薬品情報学研究室）
- 2007年　城西国際大学薬学部教授（臨床統計学研究室）

著書に『添付文書がちゃんと読める統計学』，他

竹平　理恵子（たけひら　りえこ）

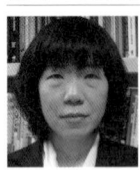

- 1992年　津田塾大学学芸学部数学科卒業
- 1992年　私立高等学校数学専任教諭
- 2002年　東邦大学薬学部薬学科卒業
- 2004年　東邦大学大学院薬学研究科博士前期課程修了
- 2004年　東邦大学医療センター佐倉病院薬剤部
- 2007年　城西国際大学薬学部助教（臨床統計学研究室）
- 2012年　千葉大学で博士（薬学）の学位取得

著書に『添付文書がちゃんと読める統計学』，他

添付文書がちゃんと読める薬物動態学

定価　本体2,400円（税別）

2016年 3 月31日　発　行	2018年10月30日　第 6 刷発行
2016年 6 月30日　第 2 刷発行	2019年 6 月15日　第 7 刷発行
2016年11月30日　第 3 刷発行	2021年 3 月15日　第 8 刷発行
2017年 6 月10日　第 4 刷発行	2023年 5 月30日　第 9 刷発行
2018年 3 月30日　第 5 刷発行	2024年 4 月30日　第10刷発行

著　者　山村 重雄　竹平 理恵子

発行人　武田 信

発行所　株式会社 じほう

　　　　101-8421　東京都千代田区神田猿楽町1-5-15（猿楽町SSビル）
　　　　振替　00190-0-900481
　　　　＜大阪支局＞
　　　　541-0044　大阪市中央区伏見町2-1-1（三井住友銀行高麗橋ビル）
　　　　お問い合わせ　https://www.jiho.co.jp/contact/

©2016　　　　　　　　　　組版　(株)ビーコム　　印刷　シナノ印刷(株)
Printed in Japan

本書の複写にかかる複製，上映，譲渡，公衆送信（送信可能化を含む）の各権利は
株式会社じほうが管理の委託を受けています。

[JCOPY]＜出版者著作権管理機構 委託出版物＞
本書の無断複製は著作権法上での例外を除き禁じられています。
複製される場合は，そのつど事前に，出版者著作権管理機構（電話 03-5244-5088，
FAX 03-5244-5089，e-mail：info@jcopy.or.jp）の許諾を得てください。

万一落丁，乱丁の場合は，お取替えいたします。
ISBN 978-4-8407-4840-7